JN272388

臨床で活かせる

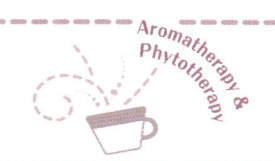

アロマ&ハーブ療法

Aromatherapy & Phytotherapy

明治国際医療大学附属総合医療センター長・教授　**今西二郎** 監修
グリーンフラスコ代表・東邦大学薬学部客員講師　**林 真一郎** 著

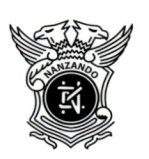

南山堂

監修のことば

　アロマセラピーやハーブ療法は，最近では，身近な健康法，リラクセーション法として普及してきている．私たち日本人にとっては，比較的新しいものと感じているかもしれない．しかし，これらは古来より，伝統医学の中で重要な位置を占めてきたのである．言い換えれば，ほとんどすべての伝統医学や民間療法と呼ばれているものでは，アロマセラピーやハーブ療法が実践されてきた．たとえば，インドの伝統医学であるアーユルヴェーダやアラブの伝統医学であるユナニでは，アロマセラピーやハーブ療法が大きな役割を果たしている．

　ヨーロッパ，アメリカでは，学問の世界で「アロマセラピー」や「ハーブ療法」を分けずに「植物療法（フィトセラピー phytotherapy）」として2つの療法を包含している．一方，わが国では，植物療法という用語があまり普及しておらず，ハーブ療法とアロマセラピーは別物のような感じで，2つに分けられている．しかし，ハーブ療法はハーブ全体を，アロマセラピーはハーブに含まれるエッセンシャルオイル（精油）を用いた療法であり，どちらもハーブ（植物）が主体であることには変わりない．

　このようなことから，本書は，アロマセラピーとハーブ療法の2つをカバーした植物療法についての解説を目的としている．第1章は総論で，アロマセラピーで使用するエッセンシャルオイル（精油），ハーブ療法で用いられる剤形などについての詳細な解説があり，さらにそれらの安全性や相互作用についても記述している．本書のかなりの部分を占めているのが，領域別のアロマセラピー，ハーブ療法の実際である．これらは，精神科，内科，消化器科，小児科，老年科，婦人科，泌尿器科，腫瘍，アレルギー・免疫など臨床全般にまたがり，各疾患や症状の具体的な治療法が述べられているだけでなく，治療例として症例も紹介されている．さらに資料として，代表的な精油やハーブのモノグラフ60種が網羅されている．

　本書が，植物療法の標準書として，将来にもわたって認められていくものと確信している．

　　2015年5月

明治国際医療大学附属統合医療センター長・教授
日本ハーブ療法研究会代表世話人

今西二郎

序

　欧米では，近代・西洋医学と相補・代替療法 complementary and alternative medicine（CAM）の両方を視野に入れ，患者さん中心の医療を実現しようという統合医療 integrative medicine が，理念の段階から実践の段階へと進みつつあります．そして，アロマやハーブといった植物療法 phytotherapy は，数あるCAMの中でも中心的な役割りを果たしています．その理由として，植物療法はヒポクラテス以来の伝統的・経験的な知見と，近代以後の科学的検証による知見を併せもつことがあげられます．またハーブは，近代・西洋医学の柱となる医薬品の原点でもあることから，それを用いる植物療法は，近代・西洋医学とCAMとの橋渡しをする役割を担います．その意味において，統合医療の世界的リーダーであるアリゾナ大学医学部の Andrew Weil 博士が，植物療法の専門家でもあることは偶然ではありません．

　植物療法とは，植物が生合成する植物化学 phytochemical 成分を含んだ粗抽出物を用いて，ヒトが生まれながらにして有している自然治癒力（自己治癒力と自己調節機能）に働きかけ，疾病の予防や治療に役立てる療法のことをいいます．また，1980年代にスタートした，わが国の食品の機能性研究や栄養疫学によって，野菜や果物といった植物性食品が，生活習慣病やアレルギー，がんなどの疾病を予防する機能をもつことが明らかになりました．こうしたことから，現代植物療法 modern phytotherapy とは，毎日の暮らしの中で，野菜や果物，それにハーブティーなどの植物製剤を活用して，ストレスによって低下した生体防御機能を賦活し，生命力を回復するライフスタイルを構築することといえます．

　読者の皆様に本書を活用していただき，わが国の医療においてもエビデンス（科学的根拠）に基づく植物療法の臨床応用が進むことを期待しています．

2015年5月

林 真一郎

Contents

第1章　総　論（概説）

❶ 植物療法とは ……………………………………………………………… 2
- 定義と特徴　2
- 歴史と現代的意義　3

❷ 植物療法における製剤の基本 ………………………………………… 5
- 品質管理　5
- 製剤と剤形　7

❸ 植物療法の安全性と薬物相互作用 ………………………………… 11
- 安全性とクラス分類　11
- 薬物相互作用とクラス分類　12

❹ 植物療法の信頼性 ……………………………………………………… 16
- 植物療法のEBM　16
- 植物療法に関する有用な情報源　19

第2章　領域別のアロマ＆ハーブ療法

❶ 精神科領域の植物療法 ………………………………………………… 22
- 心身疲労　22
- 不眠・抑うつ　27

2 内科領域の植物療法 …………………………………………… 34

- かぜ・インフルエンザ　34
- 心血管系機能障害　40
- 糖尿病　46

3 消化器科領域の植物療法 ………………………………………… 52

- 胃炎・胃潰瘍　52
- 消化器系機能障害　55
- 肝機能障害　60

4 アレルギー・免疫科領域の植物療法 ……………………………… 66

- 花粉症・アレルギー性鼻炎　66
- アトピー性皮膚炎　69
- 関節リウマチ　75
- **コラム**　抗炎症食　79

5 泌尿器科領域の植物療法 ………………………………………… 80

- 泌尿器系機能障害　80
- 膀胱炎・尿道炎　85

6 婦人科領域の植物療法 …………………………………………… 89

- 月経前症候群　90
- 更年期障害　95

7 小児科および老年病科領域の植物療法 …… 99

- 小児科領域　99
- 老年症候群　105

8 腫瘍科領域の植物療法 …… 111

- がん化学予防　112
- がん緩和ケア　117

資料　精油とハーブのモノグラフ

1 臨床で用いる精油12種 …… 128

- 木曽ヒノキ　128
- クラリセージ　129
- 高知ユズ　130
- ゼラニウム　131
- ティートリー　132
- ネロリ　133
- ペパーミント　134
- ユーカリ　135
- ラベンダー　136
- ローズ　137
- ローズマリー　138
- ローマンカモミール　139

2 臨床で用いるハーブ48種 …… 140

- 赤ブドウ葉　140
- アーティチョーク　141
- アルテア（マシュマロウ）　142
- アンジェリカ　143
- イチョウ葉　144
- イブニングプリムローズ　145
- ウィッチヘーゼル　146
- ウスベニアオイ　147
- エキナセア　148
- エゾウコギ　149
- エルダーフラワー　150
- カレンデュラ　151

クミスクチン 152	ビルベリー 171
クランベリー 153	フィーバーフュー 172
サフラン 154	フェンネル 173
ジャーマンカモミール 155	ブラックコホシュ 174
白樺 156	ペパーミント 175
ジンジャー 157	ヘンプ 176
スギナ 158	ホーソン 177
セージ 159	マカ 178
セントジョンズワート 160	マテ 179
ソウパルメット 162	マルベリー 180
タイム 163	マレイン 181
ダンディライオン 164	ミルクシスル 182
チェストベリー 165	ラズベリーリーフ 183
デビルズクロウ 166	リンデン 184
ネトル 167	レモンバーム（メリッサ） 185
ハイビスカス 168	ローズ 186
パッションフラワー 169	ローズヒップ 187
バレリアン 170	ローズマリー 188

一般索引 ……………………………………………………………… 189
ハーブ索引 …………………………………………………………… 193
精油索引 ……………………………………………………………… 195

第1章

総論
（概説）

1 植物療法とは

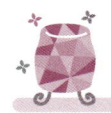

定義と特徴

❀ 植物療法の定義

　植物療法 phytotherapy とは，植物が生合成する植物化学 phytochemical 成分を含んだ粗抽出物を用いて，ヒトが生まれながらにして有している自然治癒力（自己治癒力と自己調節機能）に働きかける療法のことをいいます．植物療法と薬物療法の違いは，医薬品が単一成分であるのに対し，ハーブや精油は多様な成分を含むことにあります．それぞれの植物化学成分の含有量は少なく，また活性も強くはありませんが，各成分が多様な機能をもち，また多様なメカニズムで働きかけるため，薬理学的に相乗効果がもたらされます．なお，アロマセラピー（芳香療法）はハーブのもつ全ての成分のうち，主に精油のみを用いる療法のことをいいます．したがって，アロマセラピー（芳香療法）はフィトセラピー（植物療法）の一領域といえます．本書ではアロマセラピーに加えて，野菜や果物など植物性食品の機能性研究の進展も視野に入れ，食事療法や栄養療法も包括した抗酸化型のライフスタイルを提案します．

❀ 植物化学（フィトケミカル）成分の相乗効果（シナジー効果）

　たとえば，ストレス環境下での生体の酸化傷害を防ぐためにローズヒップを服用した場合を考えます．ローズヒップはビタミンCのほかに，ポリフェノールやクエン酸などの有機酸を含んでいます．細胞の脂質層で活性酸素によりラジカル化したビタミンEは，水層のビタミンCにより還元されてビタミンEに再生します．一方，ラジカル化したビタミンCはポリフェノールにより還元されビタミンCに再生し，さらにラジカル化したポリフェノールは有機酸により還元されます．このように各種のビタミンやポリフェノール，それに有機酸は互いに相乗効果を発揮して抗酸化ネットワークを構築し，細胞を酸化傷害から守ります．

❀ 植物化学（フィトケミカル）成分のホリスティックな作用

　たとえば，ストレス環境下での心身の緊張を和らげるためにジャーマンカモミールを服用した場合を考えます．ジャーマンカモミールはフラボノイドのアピゲニンを含んでいます．アピゲニンは平滑筋に対してパパベリン様の鎮痙作用をもたらすとともに，ベンゾジアゼピン受容体のモジュレーターとして働き，抗不安作用をもたらします．つまり，1つの成分が心と身体の両方に作用をもたらすのです．また，アピゲニンなどのポリフェノールは複数のフェノール性水酸基をもつため強力な抗酸化作用を発揮し，さらに酵素タンパクや受容体タンパクを修飾するなど，生

物学的応答修飾物質 biological response modifiers (BRM) として働いて生体調節機能をもたらします．

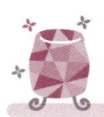

歴史と現代的意義

植物療法の歴史

　動物が身体の不調に際して本能的に身の回りの植物を摂取するように，植物療法は生物にとって根源的な療法といえます．医学・薬学の父と称されるヒポクラテス（B.C.460年－377年）は体液病理説に基づき，およそ300種の薬草を処方しています．次いでローマの医師ガレノス（129年－199年）は薬草の調製法である「ガレノス製剤」を考案し，現在の製剤学の基礎を築きました．その後ヨーロッパは中世の暗黒時代を迎えますが，植物療法は修道院医学としてその命脈を保ち，南に伝播してアラビア医学やインド伝承医学などと交流を果たします．19世紀に入ると天然物化学の発展により薬草から活性成分の単離や合成が進み，1805年にはアヘン（阿片）からモルヒネが，1860年にはコカ葉からコカインが単離され，1897年にはアスピリンが合成されます．19世紀後半にはコッホやパスツールといった微生物の狩人が登場し，20世紀に入って1928年にはフレミングがペニシリンを発見して抗生物質の時代がスタートしました．

　ここに至ってヒポクラテス以来の生気論に基づく体液病理説は，機械論に基づく特定病因論や細胞病理説に取って代わられることになりました．しかしその後，1960年代後半から，一時は「魔法の弾丸」と称された薬の副作用や薬害が社会問題化し，近代・西洋医学への疑問から伝統的な植物療法の再評価が起こりました．1985年以後は心身症や生活習慣病，さらには老人退行性疾患が急増し，予防医学が重要視されるとともに，欧米の先進国では植物療法への関心の高まりと臨床応用が進みつつあります．

統合医療における植物療法の役割

　統合医療 integrative medicine とは，医薬品，手術，放射線による近代・西洋医学と植物療法，心理療法，食事療法，音楽療法などの相補・代替療法 complementary and alternative medicine (CAM) のいずれも視野に入れた患者中心の医療をいいます（図1-1）．統合医療が普

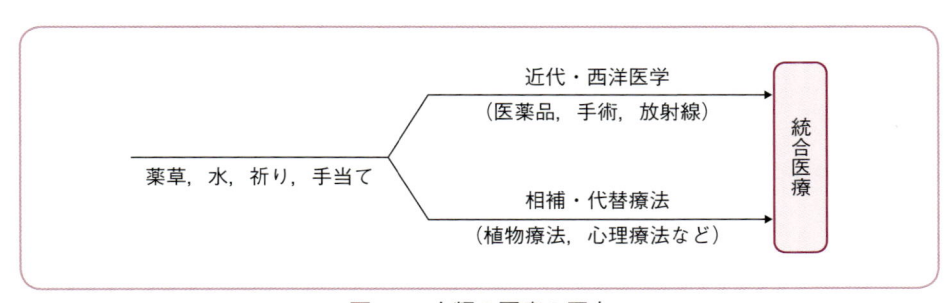

図1-1　人類の医療の歴史

表1-1 医療モデルと生活モデルの比較

	医療モデル（キュア）	生活モデル（ケア）
目的	救命・治療	QOL向上・ADL維持
目標	健康	自立
主たるターゲット	疾患	障害
主たる場所	クリニック・病院	家庭・社会
チーム	医療従事者	セラピスト・福祉職

（長谷川敏彦：日本の健康転換のこれからの展望．ファイザーヘルスリサーチ振興財団報告書，1993より改変）

表1-2 統合医療における植物療法の役割

①恒常性の維持による疾病の予防（1〜3次予防）
②生体防御機能の賦活による副作用の軽減とQOLの向上
③五感の刺激による生命力の向上と生命感覚の賦活
④個体差や嗜好に応じたオーダーメイド医療の実現
⑤健康の自己管理意識と治療への参画意識の向上
⑥疾病の予防や医薬品とのコストパフォーマンスによる医療費の抑制

及した要因の一つに，社会の変化に応じた疾病構造の変化があります．こうした視点を健康転換 health transition といい，第1相の結核などの感染症から第2相の慢性疾患（生活習慣病）へ，そしてわが国ではすでに第3相の老人退行性疾患に至っています．こうした変化によって，医療の枠組が医療モデルから生活モデルへとシフトしているのです（**表1-1**）．ところで，植物療法は数あるCAMのなかでも特異なポジションにあります．それはCAMに位置しながらも近代・西洋医学の柱である医薬品の起源であることと，作用機序などをある程度まで生化学や薬理学などの科学的な用語で記述したり説明できる点にあります．そのため，科学教育を受けた医療従事者の理解を得やすいという利点があるのです．統合医療における植物療法の役割を**表1-2**に示します．

2 植物療法における製剤の基本

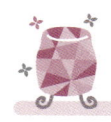

品質管理

❋ 表示の確認

　メディカルハーブや精油を使用する前に，必ず原植物名を学名表記で確認します．品質の良いメディカルハーブや精油の産地は名産地として知られ，生産者が品質の維持，向上に努力しているので産出国や産出地域（生産地）も品質評価の参考になります．たとえばベルガモットの精油の産地はイタリアが，ティートリーの精油の産地はオーストラリアが有名です．また，植物の部位（精油の場合は原料植物の抽出部位）も必ず確認します．部位によって含有する成分が著しく異なるため，たとえばジャーマンカモミールなら花部，ペパーミントなら葉部というように決められた部位を用います．

　さらに精油の場合は抽出方法によって精油成分が異なるので，必ず抽出方法を確認します．たとえば，ローズでは蒸留法で得たローズオットーと，溶剤抽出法で得たローズアブソリュートでは精油成分が大きく異なります．なお，最近では精油や植物の揮発成分の新しい抽出法の開発が盛んですが，抽出法が異なれば抽出成分が異なるため，適応や安全性に注意が必要です．

❋ 機器分析と官能検査

　精油の品質管理では，比重や屈折率，旋光度や吸光度などの物理的特性や，エステル含有量，酸価などの化学的特性をチェックする方法があります．また，ガスクロマトグラフィー質量分析法（GC-MS）などで精油成分や，その構成比を知る方法もあります．メディカルハーブの品質管理で手軽な方法としては，ルーペなどを用いた形態学的評価があります．たとえば，ジャーマンカモミールの円錐形の花床は中空ですが，ローマンカモミールは中空ではありません．ほかに各種のクロマトグラフィーを使って確認試験を行ったり，定量を行うなどの理化学的評価があります．たとえばペパーミントにはメントフランが含まれますが，スペアミントには含まれないか痕跡程度なので両者を区別することができます．

　一方で，こうした機器を用いる機器分析に対して，ヒトの五感を利用して品質を評価する方法を官能検査といいます．メディカルハーブでは呈味成分や色素成分，芳香成分が機能の本体であることが多いので，官能検査が可能です．たとえばアーティチョークでは苦味が強いもの，カレンデュラでは橙色が強いもの，ペパーミントではメントール臭が強いものが良品となります．

指標成分（マーカー）と標準化エキス

　天然物であるメディカルハーブや精油の品質管理の手法として，指標成分を設けるという方法があります．メディカルハーブや精油には多様な成分が含まれ，それらが相乗効果を発揮するため有効成分を特定することはできません．そこで全ての成分の中からある特定の成分（指標成分）を定め，その含有量を規格化することで生物学的同等性を担保しようというものです．したがって指標成分は有効性を保証するものではなく，再現性を保証しようというものです．たとえばユーカリの精油については英国薬局方は1,8-シネオールが80％以上と規定し，日本薬局方（第16改正）では70％以上と規定しています．また，ドイツの公的なモノグラフであるコミッションEモノグラフでは，ジャーマンカモミールについては青色精油0.4％以上，ペパーミントについては精油1.2％以上の含有を規定しています．なお，指標成分によって規格化されたハーブ原料を標準化エキスと呼びます．主な標準化エキスの指標成分と含有量を**表1-3**に示します．

生態学的・倫理的評価

　植物療法は自然の産物である植物を用いることから，乱獲が行われていないかといった生態学的なチェックも必要になります．また，植物の採集に児童労働が強制されていないかといった倫理的なチェックも必要になります．有効性や安全性といった視点とは別に，こうした社会性も現代では品質管理の評価基準になります．

　わが国でもオーガニック認定を受けたハーブや精油が流通していますが，野生動植物国際取引調査記録特別委員会 Trade Records Analysis of Flora and Fauna in Commerce（TRAFFIC）によれば国際的に取引されている薬用・アロマティック植物 Medicinal and Aromatic Plants（MAP）のほとんどは野生から採集されていて，わが国の薬用・アロマティック植物の自給率はわずか10％といわれています．薬用・アロマティック植物の乱獲や不公正な取引を防ぐための試みとして，フェアワイルド・ファウンデーションによるフェアワイルド認証があります．この認証はエコロジカルな要素とフェアトレードの要素の2つの要素から評価を行うもので，基準を満たした商品にはフェアワイルド認証マークがつけられます．もう一つの試みとして国際的な森林管理の団体である森林管理協議会 Forest Stewardship Council（FSC）によるFSC認証があります．たとえば，この認証を受けた森林の樹木から作られた精油にはFSC認証マークがつけられます．フェアワイルド認証もFSC認証も，植物資源や森林資源の商取引を禁止するのではなく，持続可能な商取引を目的に生産者と消費者を結びつける試みといえます．

表1-3　標準化エキスの指標成分と含有量

種　類	指標成分の含有量
イチョウ葉エキス	フラボノイド24％以上，かつテルペンラクトン6％以上，かつギンコール酸5 ppm以下
セントジョンズワート	ヒペリシン0.3％以上，またはハイパーフォリン2〜5％
ミルクシスル	シリマリン70％
ビルベリー	アントシアニジン25〜36％

製剤と剤形

植物療法では，その目的に応じてガレノス製剤を基本としたさまざまな剤形が用いられます．基剤にはできる限り植物性の自然素材を用います．ここでは基本的な12種類の剤形を解説します．

茶剤（ハーブティー）

茶剤はハーブの活性成分を熱湯で抽出した剤形で，内服による効果に加えてハーブのもつ呈味成分や芳香成分を最も自然な形で体感できる剤形です．活性成分を十分に抽出するため，少なくても3分間は抽出します．ちなみにドイツのコミッションEモノグラフでは，ジャーマンカモミールの茶剤の調製について「食サジ山盛り1杯のジャーマンカモミール（約3 g）に熱湯（約150 mL）を注ぎ，フタをして5〜10分間抽出し，そのあとに茶こしを通す」としています．フタをするのは揮発性成分を逃さないためです．

茶剤を服用する際は香りを楽しみながら，少量ずつ口になじませ，あるいは口にとどめながらゆっくりと服用します．このときに，十分に効果が得られるような良いイメージを浮かべながら服用します．茶剤は1日2〜3杯服用し，3〜4週間継続するのが基本です．服用する時間は早朝空腹時と就寝前，それに昼食の数時間後に服用します．また茶剤は時間をおくと成分が酸化変性するので，用時調製を基本とします．なお，茶剤を熱湯ではなく常温の水で抽出する方法を冷浸法といい，マテやコーヒーを冷浸するとカフェインやタンニンの溶出が抑えられます．アルテア根（ウスベニタチアオイの根）の冷浸ではデンプンの溶出が抑えられ，粘液質のみが得られます．茶剤の調製と用法・用量の例を**表1-4**に示します．

チンキ剤

チンキ剤はハーブの活性成分をアルコールで浸出した内用・外用に用いる液状の剤形です．チンキ剤は水溶性と脂溶性のいずれの成分も溶出し，保存性に優れるなどの利点があります．浸出期間については日本薬局方（第16改正）では常温で約5日とし，そのあとに沈殿が生じることもあるので2日間放置としています．またハーブとアルコールの割合（比率）は一般にハーブの5〜10倍量のアルコールを用います．チンキ剤は少量の水やぬるま湯に希釈して服用し，外用では

表1-4 茶剤の調製と用法・用量

種 類	使用部位	用法・用量
ジャーマンカモミール	花 部	1杯分2〜4g 1日3回
ペパーミント	葉 部	1杯分2〜3g 1日3回
ダンディライオン	根 部	1杯分3〜5g 1日3回
エルダーフラワー	花 部	1杯分3〜5g 1日3回
ネトル	葉 部	1杯分3〜6g 1日3回

(Bradley PR eds.: British Herbal Compendium: Volume1: A Handbook of Scientific Information on Widely Used plant Drugs, British Herbal Medicine Association, 1992)

表1-5 チンキ剤の調製と用法・用量

種類	割合	アルコール度数（%）	用法・用量
ジャーマンカモミール	1:5	45	1回 3〜10mL 1日3回
ペパーミント	1:5	45	1回 2〜 3mL 1日3回
ダンディライオン	1:5	25	1回 5〜10mL 1日3回
エルダーフラワー	1:5	25	1回 10〜25mL 1日3回
ネトル	1:5	25	1回 2〜 6mL 1日3回
パッションフラワー	1:8	25	1回 2〜 4mL 1日4回まで

（Bradley PR eds.: British Herbal Compendium: Volume1: A Handbook of Scientific Information on Widely Used plant Drugs, British Herbal Medicine Association, 1992）

表1-6 チンキ剤の調製に用いるアルコールの度数

アルコール度数（%）	溶出に適した成分
25	粘液質，タンニン，配糖体，フラボノイド
45〜60	精油，アルカロイド，サポニン
90	樹脂（レジン，オレオレジンなど）

2〜10倍量の水で希釈して用います．チンキ剤の調製と用法・用量を**表1-5**に，用いられるアルコールの度数について**表1-6**に示します．

湿布剤

罨法は患部に温熱または寒冷刺激を与えて自然治癒力を賦活し，炎症や疼痛を緩和する方法をいいますが，温罨法には湯たんぽやカイロなどを用いる乾性温罨法と，温湿布などによる湿性温罨法があります．温湿布で精油を用いる場合はやや熱い湯に精油1滴をたらして湿布液とし，ハーブを用いる場合はハーブおよそ10gを0.5〜1Lの熱湯で10分間以上抽出したものを湿布液とします．いずれの場合も温熱刺激で血管が拡張し，皮膚が浸潤するため活性成分の経皮吸収が高まります．一般に温湿布は慢性の血行不良や心身の緊張に，冷湿布は急性の炎症や疼痛に用います．

軟膏剤・クリーム剤

軟膏剤は油脂やロウを加温して融解したものに活性成分を加え，混和して全体が均質になるまで混ぜて練り合わせたものです．通常は植物油とロウ（ミツロウまたはハゼロウなど）を5:1程度の比率で用います．軟膏剤は皮膚疾患などの局所適用を目的とした剤形でしたが，現在では活性成分の経皮吸収による剤形としても用いられます．クリーム剤は軟膏剤の原料に水剤を加えて乳化したものですが，水を含むので油層と水層が分離したり，カビが発生しやすいので注意が必要です．

入浴剤（全身浴・半身浴・手浴・足浴・座浴など）

精油を用いる場合は精油4〜6滴を自然塩40〜50gにたらしてバスソルトにするか，植物油5〜10mLに希釈してバスオイルにします．ハーブを用いる場合は濃い抽出液を浴槽に加え

表1-7 精油やハーブの入浴剤の適応

種類	分類	適応
北海道モミ	精油	呼吸器疾患，虚弱，易感染
高知ユズ	精油	冷え性，頻尿，下痢
ラベンダー	精油	自律神経失調症，高血圧，入眠障害
クロモジ	精油	精神疲労，神経痛，月経痛
ローズマリー	精油	循環不全，低血圧，脳機能低下
沖縄月桃	精油	不安，不眠，抑うつ
ローマンカモミール	精油	月経前症候群，心身の緊張，不眠
ジャーマンカモミール	ハーブ	皮膚疾患，炎症，しもやけ
スギナ	ハーブ	月経痛，外傷，静脈瘤
オートミール	ハーブ	乾燥肌，かゆみ，肌荒れ

ます．なお，ハーブを用いる場合は含有される精油の量は微量ですが，フラボノイドやタンニン，ミネラルなどの効果が得られます．いずれの場合も活性成分を経皮から吸収するには10〜15分間入浴します．経皮吸収された精油成分の血中濃度のピークや呼気中のピークは，入浴後しばらくして高まるため，保温に注意しながら入浴後は少なくても30分間，できれば1時間休息をとります．精油やハーブの入浴剤としての適応を表1-7に示します．

❋ リニメント剤（マッサージオイルなど）

　リニメント剤は皮膚に擦り込んで用いる液状または泥状の外用製剤で，基剤には植物油やグリセリン，石けんや水，エタノールなどを用います．リニメント剤はローション剤と軟膏剤の中間の粘稠度をもちます．エタノールを含むものは活性成分の経皮吸収を促進し，塗擦による刺激とともに疼痛をマスキングします．植物油を含むものはエタノールを含むものに比べて活性成分の浸透性は劣りますが，刺激が少なく皮膚に展延しやすいのが特徴です．アロマセラピーのマッサージオイルはリニメント剤の一種であり，通常は植物油に対して精油を1%程度に希釈して製します．

❋ パップ剤

　パップ剤は活性成分と水をデンプンやカオリンなどの基剤と混合して泥上に製するか，または布上に展延成型した外用剤です．カオリンパックに用いられるカオリンはクレイ（陶土）の一種で含水ケイ酸アルミニウムを含み，細菌代謝産物や起炎物質を吸着し，また分泌物を吸収して炎症や疼痛を軽減します．精油成分としては，メントールやカンファーがよく用いられます．なお，慢性疾患や腫脹緩解後の炎症性疾患に用いる温感パップにはトウガラシが用いられます．吸湿性や乾燥遅延の目的で，グリセリンを加えることもあります．

❋ 酒精剤

　酒精剤は精油などの揮発性成分を，エタノールまたはエタノールと水の混液に溶解して製した液状の製剤です．日本薬局方（第16改正）収載の酒精剤としては，フェンネルの精油をエタノー

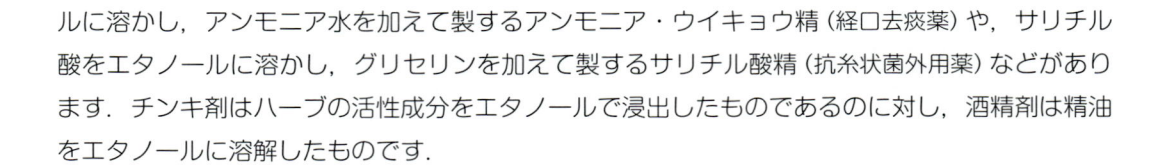

ルに溶かし，アンモニア水を加えて製するアンモニア・ウイキョウ精（経口去痰薬）や，サリチル酸をエタノールに溶かし，グリセリンを加えて製するサリチル酸精（抗糸状菌外用薬）などがあります．チンキ剤はハーブの活性成分をエタノールで浸出したものであるのに対し，酒精剤は精油をエタノールに溶解したものです．

芳香水剤（芳香蒸留水）

芳香水剤は，精油または揮発性物質を飽和させた澄明な液状の製剤です．日本薬局方（第16改正）の製剤総則では，精油を微温の精製水に加えてよく振り混ぜたあとに放置，ろ過して製し，現在ではもっぱら矯臭の目的でほかの薬剤に配合されます．一方，わが国で流通している芳香蒸留水は，精油を蒸留する際に生成する芳香成分を含有した蒸留水で，内用および外用で用いられます（ローズやペパーミント，クロモジの芳香蒸留水の含有成分や使用例についてはp.110を参照してください）．

リモナーデ剤

リモナーデ剤は，甘味および酸味のある澄明な経口液剤です．清涼感があることから，熱のある患者の止渇や食欲増進，消化促進に用いられます．日本薬局方（第16改正）に収載されている塩酸リモナーデは希塩酸と単シロップ（白糖の水溶液）に精製水を加えて製しますが，実際には希塩酸の代わりにクエン酸を用いた処方がしばしば用いられます．塩酸リモナーデは苦味質の苦味を抑えるので矯味剤としても用いられます．なお，リモナーデの名称は，レモンの果汁に砂糖水を加えた清涼飲料水に由来します．

シロップ剤・ハニー剤

シロップ剤は，白糖（ショ糖）などの糖類を含む粘稠性のある内用液剤です．シロップ剤の用途は通常，活性成分の苦みや飲みにくさを糖類の甘味と粘稠性でマスキングし，飲みやすくすることです．その一方で，作用機序は不明ですが白糖の水溶液は穏やかな鎮咳作用をもつため，植物療法ではタイムシロップやフェンネルシロップがよく用いられます．また，糖類の代わりにハチミツが用いられることもあります（ただし，1歳未満の乳児はボツリヌス病のリスクがあるためハチミツは禁忌です）．シロップ剤やハニー剤は，ハーブティーに砂糖やハチミツを粘稠になるまで加えて簡単に作ることができます．

圧搾汁

ドイツで開発された製剤で，オーガニック農場で栽培した，あるいは野生のフレッシュハーブを収穫後3時間以内に300気圧のもとで圧搾し，パスツール殺菌法で処理してビンに充填した製剤です．ハーブに含まれるフラボノイドやタンニン，苦味質や多糖類，ビタミンやミネラルなどの全ての成分が余すことなく含まれているため，各成分間の関係性が損なわれることなく摂取することができます．服用法は，そのまま飲むか，あるいは水やジュースに混ぜて服用します．なお，この製剤は日本でも入手可能です．

3 植物療法の安全性と薬物相互作用

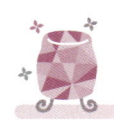

安全性とクラス分類

　メディカルハーブに含まれる活性成分は，量が少ないうえに天然物であるため，ヒトに代謝系が備わっており，吸収後は速やかに代謝・排泄されます．そのため，毒性が発現するリスクは低いといえます．また人類の長い使用経験や食経験があるため，その過程で重篤な有害事象をもたらすものは排除されてきたという背景もあります．さらに，わが国ではいわゆる「食薬区分」によって作用が激しいものや有害事象のリスクが高いものは「医薬品」に分類され，「食品」分類のハーブについてはおおむね作用が緩和なものに限られています．たとえば，アメリカではエフェドラ（麻黄）が自由に売買されるため，ダイエットの目的などで誤った使用法により多くの健康被害が報告されていますが，わが国では医薬品として流通が管理されているためそうした心配はありません．

　メディカルハーブの安全性に関しては，米国ハーブ製品協会 American Herbal Products Association（AHPA）が編集した『Botanical Safety Handbook』（翻訳：メディカルハーブ安全性ハンドブック）が植物療法での安全性評価のスタンダードになっています．このハンドブックでは，収載されている全てのメディカルハーブの安全性を次の4つにクラス分類しています．

【クラス1】適切に使用する場合，安全に摂取することができるハーブ

【クラス2】記載された植物含有成分の使用に関する資格がある専門家（医療従事者）による特別な指示がない限り，以下の使用制限が適用されるハーブ
　　　　2a：外用のみ
　　　　2b：妊娠中に使用しない
　　　　2c：授乳期間中に使用しない
　　　　2d：注釈にあるような他の特定の使用制限がある

【クラス3】以下のラベル表示を勧告する重要なデータが確認されているハーブ
　　　　「医療従事者の監督下でのみ適切に使用すること」ラベルには，以下の適正使用情報を記載しなければならない．用量，禁忌，生じ得る有害作用および薬物との相互作用，ならびに本品の安全使用に関するほかの関連情報．

【クラス4】クラス分類のための十分なデータが入手できないハーブ

　また，このハンドブックに記載されている注意すべき植物化学成分と有害事象・含有ハーブを

表1-8 注意すべき植物化学成分と有害事象・含有ハーブ

植物化学成分	有害事象	含有ハーブ
アルケニルベンゼン	発がん性，肝がん	タラゴン，フェンネル，バジル，サッサフラス
ベルベリン	核黄疸，子宮収縮	ゴールデンシール，オレゴングレープ，アムールコルクツリー（黄柏），ブラッドルート
カフェイン	不安，不眠，振戦	ティー，コーヒー，マテ，ガラナ
青酸配糖体	過換気，動悸，呼吸不全	アプリコット（杏仁），ピーチ（桃仁），フラックス（亜麻仁），ロウクワット（桃杷葉）
ピロリジジンアルカロイド	肝障害，腎毒性，発がん性	コンフリー，コルツフット，ボリジ，アルカネット
サリチル酸塩	耳鳴，めまい，血小板減少	メドウスイート，ホワイトウイロウ，ウィンターグリーン，白樺
タンニン	胃腸障害，栄養素の吸収抑制	ティー，ウィッチヘーゼル，ラズベリーリーフ，マテ
ツヨン	けいれん，発作，精神錯乱	セージ，ワームウッド，マグワート，ツーヤ

表1-8に示します．ここで注意すべきことは，ある植物化学成分を単独で，しかも集中的に摂取した場合と，メディカルハーブという形でほかの成分と一緒に摂取した場合とでは毒性が異なるという事実です．たとえば，フェンネルは精油中にアルケニルベンゼンを，マテはカフェインを，白樺はサリチル酸塩を含みますが，3種ともクラス1（適切に使用する場合，安全に摂取することができるハーブ）に分類されています．本書の巻末に収載したモノグラフの中から48種のメディカルハーブと2種の精油について，『Botanical Safety Handbook（第2版）』における安全性のクラス分類を表1-9に示します．

薬物相互作用とクラス分類

　薬物相互作用には，薬力学的薬物相互作用と薬物動態学的薬物相互作用があり，またメディカルハーブ同士の相互作用とメディカルハーブと医薬品の相互作用があります．特に統合医療の普及に伴い，医薬品とメディカルハーブを併用するケースが増加しているため，相互作用が発現する可能性についてはよく把握しておくことが大切です．

メディカルハーブ同士の相互作用

　1920年代にベルンのビュルギ教授は「2種の薬剤が薬理学的に同じ作用点に働く場合は相加作用を示し，異なる作用点に働く場合は相乗作用を示す」というビュルギの法則を提唱しました．日常的に行われるメディカルハーブのブレンドはこうした相乗効果を狙ったものですが，植物療法として実践する場合には安易なブレンドは戒める必要があります．なぜなら，安易にブレンドしたところで，効能や効果が高まる保証はまったくないためです．さらにブレンドする数が増えると，一般にそれぞれのメディカルハーブごとの使用量は少なくなるため，効能や効果が減弱する可能性があります．したがって，植物療法ではあくまでも単独処方（モノセラピー）が基本であ

3 植物療法の安全性と薬物相互作用

表1-9 メディカルハーブや精油の安全性と相互作用のクラス分類

種 類	安全性クラス分類	相互作用クラス分類	種 類	安全性クラス分類	相互作用クラス分類
赤ブドウ葉	未収載	未収載	デビルズクロウ	1	A
アーティチョーク	未収載	未収載	ネトル	1	A
アルテア（マシュマロウ）	1	A	ハイビスカス	1	A
アンジェリカ	2b	A	パッションフラワー	1	A
イチョウ葉	1	B	バレリアン	1	B
イブニングプリムローズ	1	A	ビルベリー	1	A
ウィッチヘーゼル	1	A	フィーバーフュー	2b	A
ウスベニアオイ	1	A	フェンネル	1	A
エキナセア	1	A	ブラックコホシュ	2b	A
エゾウコギ	1	A	ペパーミント	1	A
エルダーフラワー	1	A	ヘンプ	未収載	未収載
カレンデュラ	1	A	ホーソン	1	A
クミスクチン	未収載	未収載	マカ	1	A
クランベリー	1	A	マテ	1	C
サフラン	2b	A	マルベリー	1	A
ジャーマンカモミール	1	A	マレイン	1	A
白樺	1	A	ミルクシスル	1	A
ジンジャー	1	B	ラズベリーリーフ	1	A
スギナ	2d*1	A	リンデン	1	A
セージ	2b 2d*2	A	レモンバーム（メリッサ）	1	A
セントジョンズワート	2d*3	C	ローズ	1	A
ソウパルメット	1	A	ローズヒップ	1	A
タイム	2b	A	ローズマリー	1	A
ダンディライオン	1	A	ユーカリ精油	2b 2d*4	A
チェストベリー	1	A	ペパーミント精油	2b*5	A

*1：腎臓疾患のある人への使用禁止
*2：医療従事者の監督下以外での妊娠中の使用禁止．推奨用量を超えないこと
*3：光線療法下での使用禁止（レーザーまたは紫外線）
　　色白の人が用いる場合は日光の過度の曝露を避ける
*4：医療従事者の監督下以外での妊娠中の内服禁止．推奨用量を超えないこと
　　精油は高度に濃縮されているので顔，特に鼻や乳幼児に使用すべきではない
*5：医療従事者の監督下以外での妊娠中の使用禁止．敏感な人は胸やけを起こす可能性がある
　　食道括約筋圧を低下させる可能性があるため胃食道逆流症または裂孔ヘルニアは使用注意
　　腸溶カプセル剤は，特に下痢の人には肛門に灼熱感をもたらす可能性がある

り，4種以上のブレンドについては控えることが原則です（単独処方であってもメディカルハーブや精油は多成分系なので，個々の成分が最適の構成比でブレンドされていると見なすこともできます）．ただし，こうした考え方は長い経験に裏付けされたブレンドや，エビデンスに基づくブレンド，科学的知見により設計されたブレンドを否定するものではありません．

第1章 総論（概説）

❁ メディカルハーブと医薬品の相互作用

相互作用で注意すべき植物化学成分の生体への作用としては，次の4つを指摘することができます．

❶ 肝薬物代謝酵素の誘導

植物化学成分は生体異物であるため，一般的には代謝系を亢進する傾向があります．2000年5月10日厚生省（現 厚生労働省）はセントジョーンズワートが肝薬物代謝酵素を誘導するため，医薬品の効果を減弱する可能性があることから，インジナビル（抗HIV薬），ジゴキシン（強心薬），シクロスポリン（免疫抑制薬），テオフィリン（気管支拡張薬），ワルファリン（抗凝固薬），経口避妊薬との併用に関する注意を促す発表を行いました．その後，数多くの研究が各国で行われていますが，メディカルハーブがシトクロムP450（CYP）のサブタイプに与える影響や，トランスポーター（P糖タンパク）に与える影響については，統一的な見解を得るには至っていません．

❷ 抗凝固作用の増強

植物化学成分は，抗酸化作用や抗炎症作用，抗糖化作用などをもち，一般的には抗凝固作用を増強する傾向があります．このため，抗血小板薬や抗凝固薬との併用に注意が必要です．

❸ 光感受性の増強

フロクマリン類やクロロフィル（葉緑素）などは光感受性を増強します．フロクマリン類を含む精油にはベルガモットやアンジェリカがあり，クロロフィルを豊富に含むものとしては緑の濃い野菜やハーブということになります．このため，光線過敏症を起こしやすい薬との併用には注意が必要です．

❹ 経皮吸収の促進

精油成分である*l*-メントールや1,8-シネオール，それに*d*-リモネンやカンファーは経皮吸収を促進する作用をもちます．このため，こうした成分を含む精油を外用で使用した場合は，経皮吸収型製剤（貼付剤）の使用に注意が必要です．

なお『Botanical Safety Handbook（第2版）』では，収載されている全てのメディカルハーブの相互作用の可能性を次の3つにクラス分類しています．

> クラスA：臨床的に関連のある相互作用が予測されないハーブ
> クラスB：臨床的に関連する相互作用が起こり得ることが生物学的に妥当であるハーブ
> クラスC：臨床的に関連する相互作用が起こることが知られているハーブ

本書の巻末に収載したモノグラフの中から48種のメディカルハーブと2種の精油について，『Botanical Safety Handbook（第2版）』における相互作用のクラス分類を表1-9（p.13）に示します．また，『Botanical Safety Handbook』で相互作用がクラスCに分類されたハーブを表1-10に示します．

表1-10　Botanical Safety Handbook で相互作用がクラスCに分類されたメディカルハーブ

- アンジェリカ（中国当帰）
- ベラドンナ
- ティー
- ビターオレンジ
- コーヒー
- コラ
- ジギタリス
- セントジョンズワート
- マテ
- ガラナ
- レッドルートセージ（丹参）
- シサンドラ（五味子）

❋ 相互作用の活用

　メディカルハーブと医薬品との相互作用については，従来は「医薬品の作用を不安定化させるもの」といったマイナスの捉え方がされていましたが，最近では相互作用を積極的に活用しようという考え方も普及しつつあります．

　薬力学的薬物相互作用の活用例としては，アセトアミノフェンの服用者がミルクシスルを服用して肝保護作用を期待したり，抗がん薬を投与する際にアジュバント（免疫補助薬）としてエゾウコギを服用するといった場合です．また，薬物動態学的薬物相互作用の活用例としては，ブラックペッパーを服用することによって医薬品の吸収やバイオアベイラビリティ（生物学的利用能）を向上させるといった場合があります．

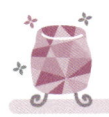

4 植物療法の信頼性

植物療法のEBM

相補・代替療法 complementary and alternative medicine（CAM）では，一般にブラインド（プラセボ）の設定の難しさやエンドポイントの設定の難しさなどがあり，質の高い臨床研究が容易ではないという課題があります．その一方で，植物療法は心理療法やホメオパシーなど他のCAMと比較して作用機序や効果をある程度まで生化学的・薬理学的なアプローチで記述することができるため，エビデンスがかなり蓄積しています．

🌸 主要モノグラフ

植物療法で用いるメディカルハーブについては，いくつかの信頼できるモノグラフが編集されています．

❶ コミッションEモノグラフ　German Commisson E Monographs

1978年にドイツ政府によって設立されたコミションE（E委員会）によって編集されたモノグラフで，ドイツ国内で医薬品として販売されているおよそ300種のハーブについて収載しています．ドイツ国内はもとより世界的にも最も信頼されているモノグラフです．

❷ 英国ハーブ概論　British Herbal Compendium

1990年に英国ハーブ医薬品協会 British Herbal Medicine Association（BHMA）によって編集された84種のハーブからなる英国ハーブ薬局方 British Herbal Pharmacopia（BHP）をもとに，さらに詳細な情報を加えて1992年に出版されたモノグラフです．その後，2006年に80種のハーブからなる第2版が出版されています．

❸ ESCOPモノグラフ　ESCOP Monographs

1989年にEU各国の科学者により結成された植物療法欧州科学協同組合 European Scientific Cooperative on Phytotherapy（ESCOP）によって編集されたモノグラフで，その後2003年には80種のハーブからなる第2版が，2009年にはサプリメントに用いられる35種のハーブからなるモノグラフが出版されています．ESCOPの目的は，ヨーロッパ全域における植物療法の科学的および法的地位の向上にあります．

❹ WHOモノグラフ　WHO Monographs

世界保健機構 World Hearth Organiagation（WHO）によって編集されたハーブの安全性や有効性，および品質管理に関するモノグラフで，1999年に28種のハーブからなる第1巻が，2002年には30種のハーブからなる第2巻が出版されています．

❺ ボタニカルセーフティーハンドブック　Botanical Safety Handbook
（翻訳：メディカルハーブ安全性ハンドブック）

　米国ハーブ製品協会 American Herbal Products Association（AHPA）によって編集された，およそ600種のハーブの安全性に関するデータベースで，1997年に初版が出版され，2013年に第2版が出版されています．このハンドブックではハーブの安全性を標準化するため，相対的な安全性および潜在的な毒性の程度によって各ハーブを4段階に分類しています．

❀ 主要エビデンス集

　メディカルハーブに関する主要なエビデンス集としては，「Natural Standard」と「Natural Medicines Comprehensive Database」があります．「Natural Standard」はアメリカの科学的根拠に基づく情報の国際的な共同研究機関が監修したもので，メディカルハーブなどの介入による治療効果を5つのエビデンスレベルに分類しています．「Natural Medicines Comprehensive Datebace」はアメリカのTherapeutic Research Centerが監修したもので，膨大な臨床研究論文を系統的にレビューし，メディカルハーブなどの介入による治療効果を6つのエビデンスレベルに分類しています．「Natural Standard（2005年版）」による各種のメディカルハーブのエビデンスレベルを表1-11に，「Natural Medicine Comprehensive Database（2011年版）」による各種のメディカルハーブのエビデンスレベルを表1-12に示します．

表1-11　Natural Standard によるエビデンスレベル

種　類	適　応	レベル
イチョウ	跛行（末梢血管疾患）	A
イチョウ	認知症	A
エキナセア	上気道感染	B
ミルクシスル	肝硬変	B
ミルクシスル	慢性（肝炎）	B
クランベリー	尿路感染予防	B
ホーソン	うっ血性心不全	A
ジンジャー	妊娠悪阻・つわり	B
ホーステール（スギナ）	利尿作用	B
セントジョンズワート	抑うつ（軽度から中等度）	A
バレリアン	不眠症	B
ホースチェストナット	慢性静脈不全	A
チェストベリー	高プロラクチン血症	B
ゴツコラ（センテラ）	慢性静脈不全，拡張蛇行静脈	B
デビルズクロウ	変形性関節炎	B
フィーバフュー	片頭痛予防	B
ニガウリ	糖尿病	B
ソウパルメット	良性前立腺肥大	A
ブラックコホッシュ	更年期症状	B

A：使用効果を裏付ける強力な科学的根拠がある
B：使用効果を裏付ける十分な科学的根拠がある

表1-12 Natural Medicine Comprehensive Database によるエビデンスレベル

適 応	レベル	種 類	備 考
手術後の吐気	3	ショウガ	吐気・嘔吐の発症予防
化学療法による口内炎	3	ジャーマンカモミール	うがい
インフルエンザ	3	エルダーベリー	症状の緩和，病期の短縮
感 冒	3	エキナセア	症状の緩和，病期の短縮
感 冒	3	エゾウコギ	症状の緩和
咳	2	カンファー（樟脳）	胸部への塗布
喘 息	3	カフェイン	―
消化不良	3	アーティチョーク	症状の緩和
消化不良	3	ペパーミント	症状の緩和
疝 痛	3	ジャーマンカモミール	乳児の泣く回数の減少
疝 痛	3	フェンネル	乳児の泣く回数の減少
月経前症候群	3	イチョウ葉	乳房圧痛・心理症状の軽減
月経前症候群	3	サフラン	症状の緩和
月経前神経不安	3	チェストベリー	症状の緩和
乳房痛	3	月見草油	―
更年期症状	3	セントジョンズワート	心理症状の緩和
更年期症状	3	ブラックコホシュ	ホットフラッシュの緩和
脂質異常症	3	アーティチョーク	―
閉塞性末梢動脈疾患	3	イチョウ葉	歩行距離の延長
慢性静脈血流不全	3	黒ブドウ葉	自覚症状の緩和
良性前立腺炎	3	ソウパルメット	頻尿・排尿痛などの改善
糖尿病ニューロパチー	3	γリノレン酸	病状の緩和，神経障害の予防
糖尿病網膜症	3	イチョウ葉	色覚の改善
糖尿病網膜症	3	ビルベリー	網膜病変の改善
緑内障	3	イチョウ葉	視野の狭窄の改善
アルツハイマー病	3	イチョウ葉	認知障害とリスクの低減
アルツハイマー病	3	セージ	軽度〜中等度のアルツハイマー病
アルツハイマー病	3	レモンバーム	興奮・動揺の軽減
めまい	3	イチョウ葉	平衡障害の改善
めまい	3	ショウガ	予防
不眠症	3	バレリアン	睡眠の質的改善
片頭痛	1	カフェイン	アスピリンとの併用
片頭痛	3	フィーバーフュー	頻度の減少，痛みや吐気の軽減
尿路感染症	3	クランベリー	再発リスクの低減
爪真菌症	3	ティートリー精油	原液局所塗布
ニキビ	3	ティートリー精油	ジェルの局所投与
関節リウマチ	3	キャッツクロー	症状の緩和
関節リウマチ	3	ボリジ	症状の緩和
変形性関節症	3	デビルズクロー	疼痛の軽減
変形性関節症	3	カンファー（樟脳）	局所塗布

有効性レベル：1 効きます　2 おそらく効きます　3 効くと断言できませんが，効能の可能性が科学的に示唆されています

植物療法に関する有用な情報源

植物療法で有用となる情報源についていくつか紹介します.

❀ 書 籍

❶ アロマセラピー

- ファーマシューティカル　アロマセラピー＆メディカルハーブ (林 真一郎著, 南山堂, 2011)
- ベーシックアロマテラピーの事典 (林 真一郎著, 東京堂出版, 1998)
- メディカル・アロマセラピー　改訂2版 (今西二郎著, 金芳堂, 2010)
- クリニカルアロマテラピー〜よりよい看護をめざして
  (ジェーン・バックル著, 今西二郎・渡邊聡子訳, フレグランスジャーナル社, 2000)

❷ メディカルハーブ

- ファーマシューティカル　アロマセラピー＆メディカルハーブ (林 真一郎著, 南山堂, 2011)
- メディカルハーブの事典〜主要100種の基本データ (林 真一郎著, 東京堂出版, 2007)
- フィトセラピー植物療法事典
  (フォルカー・フィンテルマンほか著, 三浦於菟, 林 真一郎監修, 産調出版, 2012)
- メディカルハーブ安全性ハンドブック
  (アメリカンハーバルプロダクツアソシエーション編, 林 真一郎・渡辺肇子監訳, 東京堂出版, 2001)
- エビデンスに基づくハーブ＆サプリメント事典
  (アドリアン・フーベルマン著, 橋詰直孝監訳, 南江堂, 2008)
- ハーブ＆サプリメント〜 NATURAL STANDARD による有効性評価
  (キャサリン・E・ウルブリヒト編, 渡邊 昌監修, 産調出版, 2007)
- 健康食品・サプリメント (成分) のすべて〜ナチュラルメディシン・データベース
  (日本医師会ほか総監修, 日本健康食品・サプリメント情報センター, 2011)

❀ ウェブサイト

- 独立行政法人「国立健康・栄養研究所」: 健康食品の安全性・有効性情報.
  Available at: 〈http://hfnet.nih.go.jp/〉
- Herb Med. Available at: 〈http://www.herbmed.org/〉
- American Botanical Council. Available at: 〈http://www.herbalgram.org/〉
- Memorial Sloan-Kettering Cancer Center.
  Available at: 〈http://www.mskcc.org/mskcc/html/11570.cfm〉
- The Cochrane Library.
  Available at: 〈http://www.thecochranelibrary.com/view/0/index.html〉

第2章

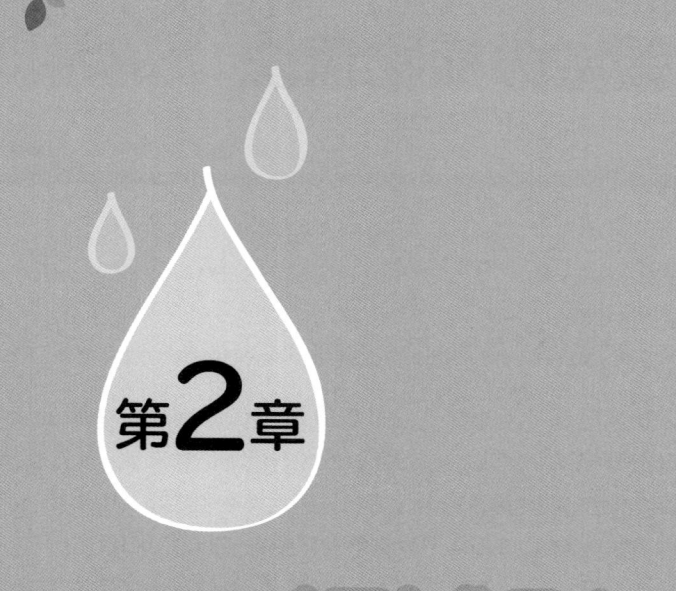

領域別の
アロマ&ハーブ療法

1 精神科領域の植物療法

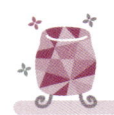

心身疲労

　ストレス環境下では，ヒトの視床下部・下垂体・副腎皮質系hypothalamic-pituitary-adrenal axis（HPA系）および交感神経系が亢進し，生態防御機能を低下させます．また交感神経系の亢進は活性酸素を発生させ，細胞に酸化障害を与えて各種の疾病を引き起こします．これに対して植物の芳香など自然由来の快刺激は，HPA系や交感神経系を抑制し，心身にリラックス効果をもたらします．また，植物化学（フィトケミカル）成分が有する抗酸化・抗炎症作用は，細胞レベルで酸化変性や慢性炎症を防ぎ各種の機能障害を予防します．

　ストレス下で生じる疲労は，生体にとって健康がおびやかされるアラーム（警報）といえます．このアラームを受けて，ストレスを上手に回避したりライフスタイルを改善すれば健康を回復することができますが，ストレスがある閾値を超えると，さらに状態が悪化して不眠や抑うつへと進行します．ストレスが与えるダメージに対しては，自然治癒力（自己治癒力と自己調節機能）によって修復が図られますが，植物の力を活用することで，ストレスに対する適応力を高めたり，回復を早めることが可能です．そもそも植物化学成分は，植物が紫外線や外敵などのストレスに対して適応するために自ら生合成した成分といえます．大切なことは，その日の疲れは翌日まで持ち越さず，その日のうちに解消することです．

❀ メディカルハーブ

🌱 眼精疲労・肉体疲労の回復に

- ビルベリー
- カシス（ブラックカラント）
- ハイビスカス
- ローズヒップ

　OA機器で目を酷使すると，頭痛や肩こりを生じます．ビルベリーやカシス（ブラックカラント），ハイビスカスに含まれているアントシアニン色素は眼精疲労の回復を早めます．女性に人気のハイビスカスとローズヒップのブレンドは，クエン酸やハイビスカス酸などの植物酸とビタミンCの相乗効果が得られ，血液循環やエネルギー代謝が高まり，肩こりや腰痛など肉体疲労の回復に役立ちます．

🌱 ストレスによるイライラに

- ジャーマンカモミール
- パッションフラワー
- ホーソン

仕事上のストレスによるイライラには，ジャーマンカモミールに植物性のトランキライザー（精神安定薬）といわれるパッションフラワーや，心臓の機能を調整するホーソンを等量ずつブレンドしたものをティーブレイクに服用します．

🌱 心身のリフレッシュに

- ペパーミント
- 和薄荷
- ハイビスカス

心身のリフレッシュにはなんといってもペパーミントや和薄荷が有効です．ハイビスカスの酸味は女性に人気ですが，男性は苦手な人も見受けられます．その場合はペパーミントとブレンドすると飲みやすくなります．

🌱 脳機能の低下に

- マテ

脳機能の低下にはカフェインを含有し，南米の強壮茶として知られるマテ茶が有効です．マテ茶にはグリーンタイプとそれを焙煎したローストタイプがありますが，煎茶と焙じ茶のような違いで，いずれも意外なことにごはん食によく合います．

🌱 頭痛の緩和に

- ジャーマンカモミール
- ペパーミント
- 和薄荷
- リンデン
- フィーバーフュー
- マテ

疲労が重なると頭痛を招きます．かぜの引き始めなど寒気を感じる頭痛には，ジャーマンカモミールにハチミツを加えて服用します．乾燥ジンジャーのパウダー（粉末剤）を1～2g加えてかき混ぜて飲むと，さらに身体が温まります．食後の頭痛など消化不良による頭痛には，清涼感と強肝・利胆作用をもつペパーミントや和薄荷を服用します．高血圧によるものは，鎮静作用と利尿作用をもつリンデンを用います．片頭痛には古くからフィーバーフューが用いられ，血小板からのセロトニンの放出を抑制します．また，カフェインは脳の細動脈に直接作用して脳血管を収縮させます．このためカフェインを含有するマテ茶は，二日酔いや片頭痛のような血管拡張型の頭痛を和らげます．ただし，カフェインの摂り過ぎは反対に頭痛を招くので注意が必要です．

滋養強壮，ストレス耐性の低下に

- ダンディライオン
- エゾウコギ

　心身疲労に対してストレスに負けないように，滋養強壮効果をもつダンディライオンを服用するといった方法があります．また，アダプトゲン（適応素）ハーブのエゾウコギ（シベリア人参）を服用してストレス耐性を高める方法もあります．アダプトゲンとは，ストレスに対する全体的な適応力を増強し，しかも長期にわたって摂取しても害のないものをいいます．具体的にはエゾウコギのほかに，朝鮮人参やアメリカ人参がありますが，朝鮮人参には興奮作用があるので高血圧には注意が必要です．ダンディライオンもエゾウコギも焙煎すると飲みやすくなります．

アロマセラピー

ストレスによるイライラや精神疲労に

- ペパーミント
- ローズマリー
- 筑後樟脳
- ラベンダー
- 高知ユズ

　アロマスティック（スティック型の携帯用芳香器）にペパーミントの精油をたらして持ち歩き，イライラしたり怒りを感じたら深呼吸しながら吸入します．ストレス状態では呼吸が浅くなっているので，意識的に深い呼吸を心がけます．アロマスティックに入れる香りはラベンダーや高知ユズなど鎮静系の精油を用いる一方，精神疲労で気落ちしているときはローズマリーや筑後樟脳（カンファー）など賦活系の精油を用います．

脳の疲労，目の充血，強い疲労感，頭痛に

- ラベンダー
- ローズウォーター
- ローズマリー
- ペパーミント
- 和薄荷
- ゼラニウム
- ローマンカモミール
- 高知ユズ

　脳の疲れにはラベンダーの精油を用いて温湿布を行います．目が充血したり熱をもっているときは，ローズの芳香蒸留水で冷湿布を行います．なお，疲労感や倦怠感が激しいときは，ローズマリーの精油を用いて肝臓の辺りを温湿布して温めます．頭痛には，ウォッカ10 mLにペパーミントまたは和薄荷の精油10滴を希釈したもので，こめかみやうなじを塗擦する方法があります（目をこすらないように注意します）．1日の終わりにはシャワーで済ませず，必ず入浴する習慣を身につけるようにします．その際には，ゼラニウムやラベンダー，ローマンカモミールなどの鎮静系の精油や，高知ユズなどの柑橘系の精油を用いてややぬるめのアロマバスを楽しみます．

肩こり，腰痛，神経痛，疲労防止に

- ペパーミント
- マージョラム
- クロモジ
- セントジョンズワート油
- ラベンダー
- 北海道モミ

　肩こりや腰痛，スポーツ疲労にはペパーミントの精油で，ストレスによるこりや痛みにはマージョラムやクロモジなどの精油で作ったマッサージオイルを用いて患部を丁寧にマッサージします．神経痛には，セントジョンズワートの花弁を植物油に漬け込んで製したセントジョンズワート油を擦り込む方法があります．これにラベンダーの精油を加えてもよいでしょう．最近では，仕事場の一部に芳香浴を体験する場を設ける試みが行われています．北海道モミの精油には，注意力を持続させ，疲労を防止するビジランス効果があり，特に視覚作業に有効です．こうした香りを上手に活用して快適環境を創造することで，疲労によるミスを防ぎ，労働安全を高めることが可能です．

生活指導

　ストレスを遮断することで心身の疲労は回復するので，50分仕事して10分休む，週に1度は必ず休む，月に1度は自分へのご褒美として好きなことをして過ごすなど，長時間労働を避けたりワーク・ライフ・バランスに配慮します．

❶ 食生活

　疲れているときに食事をしないとますます回復を遅らせるので，疲れているときほど質の高い食事をとるようにします．カフェイン飲料や強壮ドリンクはアルコールや興奮性薬物が入っているので元気になった気がしますが，反対に肝臓に負担を与えるため控えます．

❷ 運動と休養

　疲れているときはじっとしているよりも，むしろストレッチやウォーキングなどで身体をほぐしたり気分転換したほうが疲労の回復を早めます．疲労が蓄積すると，一般に男性は無口になり女性はイライラしたり怒りっぽくなります．疲労回復法としてどこでも実践できて意外なほど効果的なのが，深呼吸やアンドルー・ワイル博士の提唱する呼吸法です．「まず息を吐き切り，次に鼻から静かに息を吸いながら4つ数えます．次に息を止めたまま7つ数えます．そして唇をすぼめながら8つ数える間に口から息を吐き，これを4回繰り返します」．この方法は冷え性にも有効です．

　ストレスを根本的に解決するには，その要因に向かい合う本人の意思と決断が必要です．また避けられるストレスは避けるべきですが，適度なストレスは心身の適応力を向上させます．質・量ともに，自分にとってどれくらいのストレス負荷が適切かを見定めることが大切です．

第2章 領域別のアロマ＆ハーブ療法

症例紹介

主訴 疲労・倦怠感

患者さんは39歳の女性で，営業職のリーダーです．1年前から4人の部下を束ね，ノルマを達成するために，ほとんど休みを取らずに働いています．ここ3ヵ月ほど疲労や倦怠感が激しく，この先のことを思うと不安に襲われます．入眠はスムーズですが，朝起きたときに疲れがとれておらず，肩こり，腰痛にも悩まされています．女性誌で「バッチ博士の花療法」を知り，興味をもちました．

レシピ　　ハーブティー
　　　　　　　ダンディライオン（ロースト）　　2g
　　　　　　入浴剤（バスソルト）
　　　　　　　ゼラニウム　　　　　　　　　　　4滴
　　　　　　　　（またはローマンカモミール か ラベンダー）
　　　　　　　自然塩　　　　　　　　　　　　　50g
　　　　　　バッチ博士のフラワーレメディ
　　　　　　　オリーブ または エルム

経過 疲れたときにはコーヒーや強壮ドリンクを飲んでいましたが，それが逆効果になることを理解してもらい，代わりにダンディライオンのハーブティーを日常的に服用することにしました．入浴の際は，そのときの気分に応じてゼラニウム，ローマンカモミール，ラベンダーの中から気に入ったものを1種選び，バスソルトにしてややぬるめの湯に10分以上入浴し，首や肩など凝っているところをよくもみほぐします．2週間ほどで睡眠の質が高まり，起床時に前日の疲れが残ることはなくなりました．また職場にレメディ*を携帯し，疲労や消耗が激しいときにはオリーブを，責任の重圧を感じるときにはエルムを少量の水に4滴たらして服用し，ゆっくり深呼吸を3回行うことで，精神的な落ち着きを取り戻すことができるようになりました．

　＊レメディ：ミネラルウォーターに野生の花を浮かべ日光の当たる場所に置いて製したもの．日本でも食品として入手可能．

主訴 頭痛

患者さんは45歳の女性で，経理事務職です．仕事で目を酷使するためいつも頭痛がしていて，手で触れると首の周りや肩の辺りが硬直しています．市販の鎮痛薬を飲むと胃痛を起こすので，植物療法を希望しました．日中に集中力を高めるため6～8杯程度のコーヒーを飲みます．仕事で帰りは遅く，夫の両親と同居しているため自宅でもなかなか神経が休まらないといいます．

レシピ	温湿布	
	ラベンダー	1滴
	冷湿布	
	ローズウォーター	適量
	酒精剤	
	ペパーミント	10滴
	ウォッカ（40度）	10 mL
	植物性グリセリン	5 mL

経過 目が疲れたときは，目の上にラベンダーの温湿布を行うことにしました．ただし，目が充血していたり熱をもっているときは，ローズウォーターに浸したコットンで冷湿布を行います．頭痛には，ペパーミントの酒精剤をこめかみに塗布します．植物性グリセリンは刺激を和らげ，定着を良くするために加えます．カフェインの摂り過ぎは頭痛の誘因になるので，なるべく1日3杯以内に抑えるようにし，また夫の協力を得て，家事を分担するなどしてもらい，自分の時間をもてるようにしました．コーヒーを控えただけで頭痛の頻度が明らかに減ったことに，本人も驚いていました．2ヵ月ほどで頭痛はほぼ起こらなくなりました．

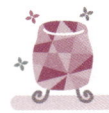

不眠・抑うつ

　現代医療では，精神疾患に対してはその原因を脳内の神経伝達物質の不調とみなし，向精神薬による薬物療法が主流ですが，植物療法では本人をとりまく社会状況を視野に入れ，心身の不調の真の原因を探り，解決策を共に考えます．特に疲労，倦怠感から不眠，抑うつ，さらには心血管疾患への進行には，家庭や社会からの孤立や経済格差，それに伴う食生活の質の低下などの要因が複雑に絡み合うため，その解決には本人の努力に加えて公衆衛生的な視点での援助が不可欠です．
　また，わが国の精神科医療の問題点に，向精神薬の多剤併用・大量処方があります．たとえばベンゾジアゼピン系薬の有害作用には，筋弛緩作用によるふらつきや転倒，もの忘れや記憶障害，依存性や離脱症状があります．さらに安易なポリファーマシー（多剤併用）が問題を複雑化しています．向精神薬に対して，バレリアンやセントジョンズワートなどの向精神性ハーブの利点は，作用が緩和であるため有害作用が少なく，連用が可能でいつでも中止することができる点にあります．向精神性ハーブの作用機序も向精神薬と同じように，神経伝達物質の受容体への薬理作用や酵素への生化学的な作用で説明されますが，作用が緩和であることに違いがあります．たとえばベンゾジアゼピン受容体に作用する成分でも，鎮痙作用や抗不安作用を発現しても筋弛緩作用や催眠作用は起こしません．メディカルハーブではそれぞれの成分の作用は緩和でありながら，

多様な成分が多様な機能を発揮して相乗効果をもたらすことに特徴があります．ただし，セントジョンズワートの適用範囲が「軽度〜中等度のうつ」と定められているように限界もあり，統合医療の視点に立って医薬品とハーブを賢く使い分けることが大切です．なお，向精神薬を自己判断で減薬，断薬することは厳に慎むべきですが，医師の指導の下で植物療法が減薬や断薬の際の受け皿になることはすでに欧米で試みられています．その際には，ミルクシスルやダンディライオンなどのデトックス（解毒）系のハーブや，セントジョンズワートやパッションフラワーなどの向精神性ハーブを用いることになります．

なお，不眠の薬物療法に対するメディカルハーブやアロマセラピーの利点として，有害作用の少なさに加えて睡眠中のレム睡眠の出現や，日中は目が醒め，夜間にはよく眠れるといった自然のリズムの回復があげられます．

メディカルハーブ

入眠障害，更年期の不眠に

- ジャーマンカモミール
- パッションフラワー
- ホーソン
- バレリアン
- ベルベーヌ
- ローズ
- アンジェリカ

入眠障害にはジャーマンカモミールとパッションフラワーまたはホーソンのブレンドを用います．不安や動揺が強い場合は前者を，動悸や圧迫感がある場合は後者を選びます．また，「睡眠のハーブ」として知られるバレリアンは，飲みにくい場合はペパーミントとブレンドします．更年期の不眠にはベルベーヌとローズのブレンドや，アンジェリカとペパーミントのブレンドを用いる方法もあります．

熟眠障害，中途覚醒に

- リンデン
- オレンジフラワー

熟眠障害や中途覚醒には，鎮静・緩和作用をもつセスキテルペンアルコールのファルネソールを含むリンデン（セイヨウボダイジュ）と，同じくネロリドールを含むオレンジフラワーのブレンドを用います．いずれのブレンドも等量ずつを基本に好みで調整し，寝る30分前に香りを楽しみながら服用します．不眠を目的として就寝前にハーブティーを服用する場合は，やや冷ましてから服用し，無理に全量を飲まなくても構いません．

早朝覚醒，軽度〜中程度のうつ，季節性感情障害に

- セントジョンズワート

これらの症状にはセントジョンズワートが第一選択になります．セントジョンズワートはヒペリシンやハイパーフォリン（ヒペルフォリン），それにヒペロシドやイソクエルシトリンなどのフラボノイドを含み，MAO阻

害作用やセロトニン再取り込み阻害作用など複数のメカニズムによって生体リズムを調整します．なお，セントジョンズワートはサプリメントで販売されるケースが多いのですが，ハーブティーでも有効で，ドイツの公的モノグラフであるコミッションEモノグラフでは，1日の服用量としてはドライハーブ2〜4gを規定しています．

抑うつ，不安，不穏に

- サフラン
- イチョウ葉

サフランの芳香成分であるサフラナールにはセロトニンを調整する働きがあり，抑うつや不安，不穏に用いられます．サフランのめしべ5〜10本を熱湯抽出しますが，飲みにくい場合はそのまま丸ごと飲み込んでも構いません．難治性のうつにはイチョウ葉のサプリメントを用いることもあります．不眠や抑うつにみられる感情レベルの不調和には，メディカルハーブやアロマセラピーに加えて「バッチ博士の花療法」を試みるのもよいと思います（表2-1）．

アロマセラピー

不眠・抑うつに

- ラベンダー
- 高知ユズ
- ローマンカモミール
- ネロリ
- 沖縄月桃

不眠にはラベンダーや高知ユズ，それにローマンカモミールなど鎮静系の精油がよく用いられますが，抑うつにはネロリや沖縄月桃など，陶酔感をもたらす香りを用いて芳香浴やオイルマッサージ，アロマバスを楽しみます．

表2-1 不眠や抑うつに用いられるレメディ

レメディ	感情の不調和
オリーブ	心身共に疲れ果てエネルギーが枯渇している
ホーンビーム	月曜病のようにやる気が起きない
ホワイトチェストナット	繰り返し想念や不安がつきまとい頭が休まらない
ホリー	人への嫉妬，嫌悪感，怒り，攻撃
インパティエンス	忍耐力に欠け，イライラせかせかしてしまう
ゴース	絶望して何をやっても無駄と考える

第2章 領域別のアロマ＆ハーブ療法

🌸 自信喪失や恐れによる不眠・抑うつに

- イランイラン
- ローズ
- ジャスミン
- 和薄荷
- 筑後樟脳

自信喪失や悲嘆，恐れなどにはイランイランやローズ，ジャスミンなど濃厚なフローラル系の精油を用いることがあります．一方で，和薄荷や筑後樟脳などメントールやカンファーを含む精油を用いる方法もあります．これは不眠のときに寝る前にペパーミントティーを飲むように，一次的には賦活するものの二次的にはリラックス効果をもたらすことによります．

🌸 更年期や自律神経失調症による不眠・抑うつに

- ラベンダー
- ベルガモット
- ペパーミント
- ローズマリー
- レモン
- グレープフルーツ
- ローマンカモミール
- 高知ユズ
- オレンジ

更年期や自律神経失調症による不眠，抑うつにはラベンダーの精油を用います．これは単に快い香りでリラックスするというだけでなく，ラベンダーの香りが自律神経中枢に作用して自律神経系のバランスを回復するためです．柑橘系ではベルガモットの精油がよいでしょう．なお，日中にペパーミントやローズマリー，レモン，グレープフルーツなどリフレッシュ系の香りを，夕方～夜間にラベンダーやローマンカモミール，高知ユズやオレンジなどのリラックス系の香りを単独，あるいはブレンドで用いてリフレッシュとリラックスのリズムをデザインすることも効果的です．また抑うつなどでは精油の香りが強すぎると感じる場合がありますが，そのようなときはドライハーブをお皿や器に入れて寝室に置いたり，ローズやネロリ，クロモジなどの芳香蒸留水を上手に活用するとよいでしょう．

🌸 生活指導

不眠の対処として眠りにつくことだけではなく，1日の流れのなかで捉えることが大切です．たとえば日中に運動することで生体リズムにメリハリが生まれ，適度な疲れがスムーズな入眠を誘います．抑うつについては植物療法では単に精神神経症状としてではなく，全身の生命力の低下と捉え，心と身体それにスピリチュアリティまでをも視野に入れて改善策を検討します．

❶ 食生活

当然ながらカフェインなどの摂取に気をつけます．カフェインの効果は摂取後30～40分で発現し，4～5時間持続します．お酒も睡眠の質を低下させるので控えます．また，食事をする時間も生体リズムの制御因子なので，必ず定刻に食事をとるようにします．なお最近では，脳と腸が自律神経系を介して相互に情報伝達を行い，また腸内フローラがこれに関与していることが明らかになっています．セロトニンの90％以上は腸のクロム親和性細胞で産生されることも知られていますが，セロトニンは血液脳関門を通過できないため，直接的には関係しないものの，腸内環境を健やかに保つことは，精神の安定や質の高い睡眠に何らかのメカニズムで関与していると考えられています．そのため，プロバイオティクスやプレバイオティクスの摂取が勧められます．

❷ 運動と休養

ヒトのサーカディアン（概日）リズムは光シグナルによって調整されているため，朝起きたら太陽の光を十分に浴びるようにします．毎日30分程度の楽しみながら継続できる有酸素運動は，抑うつの改善に有効であるという明確なエビデンスが存在します．また，不必要な情報や音環境を遮断することも効果的な場合が多く，ニュース断ちやフェイスブックなどのSNS断ちなども試してみる価値があります．ストレスをかかえきれない場合は，信頼のおけるセラピストやカウンセラーに話を聞いてもらったり，自己開示を行うなどストレスを溜めこまないことが大事です．

アメリカのあるジャーナリストが nature deficit disorder（自然欠乏障害）という概念を提唱しています．現代の都市生活はコンクリートに囲まれ，土を踏むこともなく，色や香り，味などの五感刺激でさえも合成化学物質に占拠されています．こうした人工環境では，生き物や生き物によって生み出された自然の産物との交流がないため，生命力の低下が生じています．植物療法も自然欠乏に対する一つの解決策と見なすこともできます．メディカルハーブやアロマセラピー，バッチ博士の花療法に加えて，ハーブを養育することで生き物との交流が図れる園芸療法や，多様な生き物が共棲する生命場としての森に還る森林療法を，抑うつの改善に活用する試みもスタートしています．

症例紹介

主訴 不眠・抑うつ

患者さんは28歳の女性で，進学校の教員です．1年前に教務主任になった頃から仕事に重圧を感じ，寝つきが悪くなりました．ここ3ヵ月はやる気がおきず，仕事も手につかない状態となり，同僚の勧めで心療内科を受診しました．診断は軽いうつとのことでしたが，植物療法を希望されました．

レシピ
　　ハーブティー
　　🌱 セントジョンズワート　　3 g
　　マッサージオイル
　　🧴 沖縄月桃　　　　　　　　1 滴
　　　マカデミアナッツ油　　　　5 mL
　　　（比率はこのままで使用量により適宜増量）

経過 セントジョンズワート3 gを自分でお茶パックに詰めて職場にも持参し，毎食後や休み時間に服用することにしました．オイルマッサージの精油はネロリ，ローマンカモミール，沖縄月桃の3種のうちから好きなものを選んでもらったところ，学生時代の沖縄旅行が楽しかったとのことで沖縄月桃を選びました．疲れた日には入浴後，就寝前

に首や肩，腰などのセルフマッサージを行い，月に1回はアロマセラピーのサロンにこのマッサージオイルを持参して，セラピストによる全身のマッサージを受けました．セルフマッサージの初日から深い安堵感を得ることができ，3ヵ月ほどで入眠も容易になり，睡眠の質が高まって気持ちの良い朝を迎えることができるようになりました．

主訴 情動障害（抑うつ）

患者さんは50歳の女性で，公務員です．ここ1年ほど仕事に興味がもてない，疲れやすいといった状態で1ヵ月に3～4回欠勤するようになりました．また食欲が低下して体重も減り，不眠や生理不順にも悩まされています．半年前に一人娘が嫁いでからはさらに抑うつが強くなり，将来を悲観するようになりました．現在は夫と2人で暮らしています．本人は医薬品に対する恐れがあるため，植物療法を試みました．

レシピ

ハーブティー
- アンジェリカ　　2g
- ペパーミント　　1g

芳香浴
- 北海道モミ
- 高知ユズ

バッチ博士のフラワーレメディ
　　ハニーサックル

経過

コーヒーを1日3杯以内とし，アンジェリカ2gとペパーミント1gのブレンドハーブティーを1日3回服用することにしました．苦味のあるハーブティーですが，砂糖やハチミツは加えずそのまま服用するようにしました．本人が森林浴系の香りを好んだので，北海道モミと高知ユズを等量でブレンドした精油を，ディフューザーで寝室に漂わせました．5歳年上の夫にも協力してもらって会話する時間を増やし，コミュニケーションを深めました．また，以前より30分早く起きてテラスで朝の光を積極的に浴びるようにしました．娘と暮らした日々などの過去を思い出してしまうときには，ハニーサックルのレメディを少量の水に4滴たらして服用しています．ハーブティーを飲み始めて1週間ほどで食欲が感じられ，それを機に症状が好転しはじめ，およそ半年で抗うつ薬などを使わずに回復することができました．休日には森林公園や温泉など，自然の豊かな場所に出かけるようにアドバイスしています．

主訴 パニック障害

患者さんは31歳の女性で，会社員です．通勤の途中で動悸や発汗，めまいに襲われることがあります．症状は20分ほどで治まりますが，心配なので心療内科を受診しました．

本人は職場の人間関係からのストレスが原因だと話しています．その心療内科には，スタッフとしてアロマセラピストやハーバルセラピスト，カウンセラーや鍼灸師などが常駐しているため，植物療法での治療を希望しました．

レシピ
　　ハーブティー
　　　ラベンダー　　　2g
　　バーム（軟膏）
　　　ラベンダー　　　8滴
　　　オレンジ　　　　12滴
　　　ミツロウ　　　　5g
　　　ホホバ油　　　　25mL
　　レスキューリキッドメルツ

経過　はじめはジャーマンカモミール2gとパッションフラワー2gのブレンドハーブティーを勧めましたが，1週間服用して効果が実感できなかったため，本人の嗜好に合ったラベンダー2gのハーブティーに変更し，1日3回香りを嗅ぎながら服用することにしました．ティーカップ1杯を服用できないときは無理に服用せず，香りだけを楽しむようにしました．また，ラベンダーとオレンジの精油を用いたバーム（軟膏）をいつも携帯し，手首や耳たぶの後ろに塗布したり，香りを嗅いで深呼吸したりします．さらにレスキューレメディ（インパチェンス，スターオブベツレヘム，チェリープラム，ロックローズ，クレマチス）をシームレスカプセル化したレスキューリキッドメルツ*を携帯し，不安がよぎったときに1カプセルを口に含んで舌の上で溶かすようにしました．ハーブティーを服用して2週間ほどで気持ちが落ち着いたのを本人も実感し，およそ半年間，発作が起こりませんでした．これにより発作を起こす不安がほぼ消失し，万が一発作を起こしても自分でうまく対処できるという自信を得ました．バームとリキッドメルツは，お守りのようにいつもハンドバッグに入れています．

　　*レスキューリキッドメルツ：通常のレスキューレメディはスポイトビンに入っていて水に4滴たらして服用しますが，レスキューリキッドメルツはレスキューレメディを液体のままカプセル化したものなので携帯に便利で，水がなくても服用が可能です．

2 内科領域の植物療法

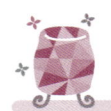

かぜ・インフルエンザ

　身の回りの空気を清浄に保つことは，感染症領域のみならず疾病の予防にとても重要です．ナイチンゲールも「患者をケアするうえで，換気をすることがまず第一に重要である」と述べています．空気を浄化するうえで最も有効な植物化学成分は精油です．そもそも精油は，植物自らが菌やウイルスの攻撃から身を守るために生合成する抗菌・抗ウイルス物質です．そのため抗菌スペクトルが広く，揮発させて用いた場合に最も強い抗菌力を発揮します．ただし，植物療法では抗菌薬で菌を叩くといった考え方ではなく，抗菌作用と同時にヒトの生体防御機能を高めることで感染を制御することを目指します．これには2つのメカニズムがあります．一つは，精油が直接，免疫系に作用するもので，ティートリーの精油が白血球の分化を促進して免疫系を賦活するのがその一例です．もう一つは，精油の香りが快刺激となってストレス反応を鎮め，ストレスによって低下した免疫系を回復するものです．さらに精油は抗酸化作用や消炎作用など多様な作用をもち，常に酸化ストレスや細菌により侵襲を受けている呼吸器系を感染から守ります．また，精油は経皮吸収されるため胸部などに外用で用いることができ，体内で代謝を受けたあと，再び経肺ルートで排出されるため大変効果的です．かつて結核などの慢性疾患は森林や高原でのサナトリウムで治療が施されましたが，これらはフィトンチッドの効果を上手に利用したものといえます．現在でも森林浴効果を体験できる森林セラピー基地が全国に設置されていますが，そこではコルチゾールの低下やNK細胞の活性化といった効果が科学的に検証されています．

　呼吸器の感染症を予防するうえで換気とともに重要なのが，鼻呼吸を徹底することです．口は消化器の入口であり，呼吸器官ではありません．口で呼吸すると菌やホコリなどがダイレクトに肺に入り，また外気が冷たいときは免疫機能を低下させます．一方，鼻で呼吸すると鼻腔の線毛がフィルターとなって異物を除去し，また温度や湿度を補って，上気道粘膜の生体防御機能を高めます．

　かぜは主にウイルス感染であるにもかかわらず，わが国では抗菌薬が安易に処方され，耐性菌の発現や医療費の高騰が社会問題化しています．植物療法では発熱は免疫系を賦活し，ウイルスの活動を低下させるための自然治癒力の発動と捉え，基本的にはそれを応援する立場をとります．咳に対しても異物を吐き出すためと捉え，むやみに咳を止めることはしません（ただし，高熱や激しい咳は体力を消耗し，生命の危険を伴うので，解熱薬や鎮咳薬などの薬物療法を選択します）．また植物化学成分の中でも中枢性の鎮咳作用をもつコデインや，交感神経系を亢進させるエフェドリンなどのアルカロイドは用いず，精油やフラボノイド，サポニンなどがもつ緩和な鎮痙・去痰・発汗作用を上手に利用します．

2 内科領域の植物療法

🌸 メディカルハーブ

🌱 悪寒，鼻閉，咽頭痛に

- エルダーフラワー
- リンデン
- ペパーミント
- 和薄荷
- セージ

　かぜの引き始めに悪寒を感じたら，発汗ハーブとして知られるエルダーフラワーやリンデンのハーブティーを服用します．鼻閉がある場合は，ペパーミントや和薄荷をブレンドして蒸気を吸入しながら服用します．のどが痛いときはハチミツを加え，発汗を促すにはできるだけ熱いハーブティーを気温が上昇する午後に服用します．咽頭炎には収れん作用と抗菌作用を併せもつセージのハーブティーで含嗽剤を作り，1回2〜3分，1日4〜6回うがいを励行します．この場合も温度が高いほど有効です．

　なお，エルダーフラワーやリンデンなどの発汗ハーブを服用する前に，高知ユズやオレンジなどの柑橘系の精油を用いて足浴を行うと，さらに発汗が盛んになります．

🌱 乾いた咳に

- ジャーマンカモミール
- アルテア
- ウスベニアオイ
- マレイン

　急性の乾いた咳には消炎作用に優れるジャーマンカモミールのハーブティーに，粘液質を豊富に含むアルテアの根のパウダー（粉末剤）を2g加えてしばらく放置し，かき混ぜてから服用します．アルテアの根が入手できない場合は，ウスベニアオイをブレンドします．古くから咳のハーブとして知られるマレインは，粘液質に加えて去痰作用をもつサポニンを含むため，上気道カタルや慢性の気管支炎に用いられます．サポニンの去痰作用のメカニズムは，咽頭粘膜や上部消化管粘膜を刺激することで，迷走神経を介して反射的に気道の分泌を増加させ，また粘液の排出機能も亢進させます．咳や痰を鎮めるには水分補給が必須なので，ハーブティーの服用はその意味でも効果的です．

🌱 去痰，けいれん性の咳，気管支炎，軽度の喘息に

- フェンネル
- アニス
- タイム
- ペパーミント
- マテ

　去痰の目的ではフェンネル（またはアニス）など，気道分泌と気管支粘膜の線毛運動の亢進をもたらす精油を含むハーブが用いられます．フェンネルを用いる場合は，精油を十分に溶出させるため，抽出する直前にスプーンなどですり潰して粉砕します．

　けいれん性の咳や百日咳，気管支炎や軽度の喘息には，去痰作用とともに強力な抗菌作用と鎮痙作用をもつタイムを用います．慢性化した咳にはタイムとマレインを，吐き気を伴う場合はタイムとペパーミントをブレン

35

ドします．コーヒーやマテに含まれるアルカロイドのテオフィリンは気管支拡張作用をもつので，タイムにコーヒーやマテをブレンドする方法もあります．なお，フェンネルやタイムには，シロップ剤やハニー剤という剤形があります．この剤形は，濃く淹れたハーブティーに，黒糖やハチミツを多めに加えて粘度を高めたもので，ゆっくり少量ずつ服用します．

免疫力を高めるために

- エキナセア
- ローズヒップ
- エゾウコギ

1年のうち何度もかぜを引く易感染者は，予防の段階や感染初期に，免疫系を賦活して生体防御機能を向上させるために，エキナセアのハーブティーを1日3～6杯ほど集中的に服用する方法があります．炎症によって消耗するビタミンCを補給するため，ローズヒップとブレンドするとなお効果的です．また，かぜやインフルエンザが流行するシーズンの前から，ウイルスや細菌に対する抵抗力を高めるエゾウコギのハーブティーを服用しておくのもよいでしょう．

発熱時の水分補給に

- ハイビスカス
- ローズヒップ

発熱時の水分補給にはハイビスカスとローズヒップをブレンドし，ハチミツを加えて製したリモナーデ剤が効果的です．リモナーデ剤は甘味と酸味のある内用液剤で，通常はクエン酸などにシロップと精製水を加えて溶かして製しますが，ハイビスカスとローズヒップを用いることでビタミンやミネラルの補給にもなり，口の乾きを止めて食欲を増進し回復を早めます．

アロマセラピー

痰や咳，鼻閉に

- ユーカリ
- ベンゾイン（安息香）
- ペパーミント

かぜやインフルエンザでの咳や痰，鼻閉などには，精油の蒸気吸入が大変効果的です．精油の吸入効果と蒸気の効果の相乗効果が得られ，かつ空気の乾燥を防ぐことにも役立ちます．たとえば痰がからむときにはユーカリの精油をボウルに2～3滴たらし，そこに熱湯を注いで一呼吸置いたあと，立ち上がる蒸気を吸入します．ユーカリの精油の去痰作用は1,8-シネオールによるものなので，この目的で使用する場合は必ず1,8-シネオールを70%以上含有する品質のユーカリの精油を用います．鎮咳や消炎にはベンゾイン（安息香）を，鼻閉にはペパーミントの精油を用います．なお，ペパーミントの精油の蒸気吸入では，勢いよく蒸気を吸い込むとメントー

ルの作用で気道が収縮して呼吸困難に陥ったり，けいれん発作を誘発する危険性があるので十分に注意します．ヨーロッパの伝統的な処方では，北海道モミなどのバルサム系の精油45％，ユーカリ45％，ペパーミント10％というブレンドが知られています．このブレンド精油をアロマスティック（スティック型の携帯用芳香器）に入れて持ち歩いてもよいでしょう．

免疫力を高めるために

- ティートリー

ティートリーの精油は，抗菌作用とともに白血球の分化を促すなど免疫賦活作用を有します．粘膜ワクチンの研究では，経口免疫では全身系に加えて小腸や結腸に抗原特異的に免疫応答を誘導できますが，上気道や女性生殖器への応答は低く，その一方で，経鼻免疫では全身系に加えて口腔，鼻腔粘膜や上気道，女性生殖器に免疫応答を誘導し，小腸への応答は低いことが知られています．このことはティートリーなどの精油を吸入することによって，上気道感染症や下部尿路感染症を制御できる可能性を示しています．

蒸気吸入以外の活用法

- ローズマリー
- 筑後樟脳
- ラベンダー
- マージョラム
- 北海道モミ
- クロモジウォーター

精油の蒸気吸入以外の活用法としては，精油の経皮吸収を利用する方法があります．具体的には，精油でリニメント剤を作り，胸部などに塗擦します．リニメント剤とは，液状または泥状に製した皮膚に擦り込んで用いる外用剤で，基剤には植物油やグリセリン，石けん，水，エタノールなどを用います（したがって，マッサージオイルはリニメント剤です）．リニメント剤はローション剤と軟膏剤の中間の粘度をもち，塗擦して用いられます．肺うっ血の除去にはローズマリーや筑後樟脳を，咳による筋肉痛にはラベンダーやマージョラムを，呼吸器系の生体防御機能を高めるには北海道モミやティートリーの精油を用いたリニメント剤を使用します．

また，咽頭炎などに対して，精製水100 mLにティートリーの精油1滴を加えてよくかき混ぜたものを含嗽剤としてうがいする方法もあります．クロモジの精油の芳香蒸留水を咽頭にスプレーしたり，5倍程度に希釈してうがいするのもよいでしょう．

🌸 生活指導

日頃から睡眠不足や体力の消耗に注意し，かぜが流行してきたら，うがいと手洗いを励行します．

❶ 食生活

食事は，身体に活力を与え，感染防止に役立つニンニクやタマネギなど淡色系の野菜と，抗酸

化作用の強いニンジンやホウレンソウなど色の濃い野菜をとり混ぜた野菜スープや，それらに米を加えて煮たお粥がお勧めです．ニンニクやタマネギに含まれる含硫化合物は抗菌・抗炎症作用をもち，ニンジンやホウレンソウに含まれるβ-カロテンは体内でビタミンAに変換され，粘膜を健やかに保ちます．野菜スープを作る程度の加熱では，ビタミンの損失はそれほど起こりません．それよりも，熱で野菜の細胞壁が壊されて内容物が溶出するため，吸収の効率が高まります．また一般に，植物化学成分は加熱することによって抗酸化力が高まります．

❷ 休　養

かぜを引いたときは身体を温め，水分補給を十分に行って安静にします．乾燥した空気を吸い込むと上気道からの感染を容易にするので，鼻呼吸を徹底します．湿度管理には，部屋にポトスやガーベラなどの観葉植物を置くのもよい方法です．植物は空気の乾燥を察知すると，蒸散作用によって湿度を高めます．ちなみに観葉植物はホルムアルデヒドなどの揮発性有機化合物を除去するため，シックハウス症候群や化学物質過敏症にも有効です．

症例紹介

主訴　かぜ

患者さんは32歳の女性で，パート販売員です．3年ほど前から年に3〜4回ほどかぜを引き，そのたびに2〜3日間欠勤していました．いつもは市販の総合感冒薬を服用しますが，薬はあまり飲みたくなく，また自分が欠勤すると仲間に迷惑をかけるので，健康増進のためにも植物療法を希望しました．仕事と育児で毎日忙しく，ここ1年は体力の低下を感じています．

レシピ
- エキナセア　　3 g
- ローズヒップ　2 g

経過　かぜを引いたと思ったら，すぐにエキナセア3 gとローズヒップ2 gのブレンドハーブティーを1日6杯ほど集中的に服用することにしました．また，その日はニンジンと鶏肉を入れたスープを作り，ブラックペッパーなどの香辛料を効かせたものを夕食に食べてすぐ寝るようにしました．翌日にはかぜが治っていて完全に回復できたため，かぜの対応に自信をもつようになりました．その後は「エキナセアティーとスープ」のパターンで翌日には回復できるようになり，欠勤も大幅に減りました．

主訴　乾いた咳

患者さんは33歳の女性で，販売員です．1年前にかぜを引き，かぜが治ったあとも乾いた咳が1ヵ月以上続きました．心配になってクリニックを受診しましたが，血液検査な

どで特に異常はありませんでした．夜，ベッドで横になると咳がひどくなるそうです．ドラッグストアで勧められた市販の鎮咳薬が身体に合わなかったため，植物療法で対処したいと希望しています．

レシピ　蒸気吸入
　　　ベンゾイン（安息香）　　　2滴
　　　ユーカリ　　　　　　　　　2滴
　　ハーブティー
　　　ジャーマンカモミール　　　2g
　　　アルテア（パウダー）　　　2g

経　過　就寝前に寝室でボウルに熱湯を入れ，ベンゾイン（安息香）の精油2滴とユーカリの精油2滴をたらして一呼吸置いたあと，蒸気吸入を行うことにしました．これを寝室で行うのは，寝室の空気を浄化し，適度な湿気を与えるためです．また，日中にジャーマンカモミール2gとアルテアのパウダー2gのブレンドハーブティーを，ゆっくり少量ずつ服用しました．空気が冷たいときの外出や，混雑する所に行く場合はマスクを着用し，のどを保護しました．ペット（猫）を飼っていたので，咳がひどいときは接触を避け，部屋の掃除を徹底しました．就寝前の蒸気吸入の効果はすぐに現れ，入眠時の咳は起きなくなりました．その後1ヵ月ほどで，咳はほぼ治まりました．

主　訴　**気管支炎**

患者さんは12歳の男子で，幼少期より小児喘息を患っています．現在も呼吸器が弱く，しばしばかぜから気管支炎を併発します．医薬品で発疹を起こしたことがあり，家族が植物療法で対処したいと希望しています．

レシピ　ハーブティー
　　　タイム　　　　　　　　　　　　　　　2g
　　　ショ糖（砂糖）　　　　　　　　　　　20g
　　マッサージオイル
　　　ローマンカモミール または ラベンダー　1滴
　　　ホホバ油　　　　　　　　　　　　　　5mL
　　　（比率はこのままで使用量により適宜増量）

経　過　塾通いが忙しく，生活が不規則になりがちなうえ，両親が夜型の生活をしていたため3人で深夜まで起きていることも多かったので，家族全員で日付けが変わる前には寝るようにしました．咳があるときにはタイムのハーブティー200mLに，ショ糖（砂糖）

20gを入れてシロップ剤とし，1～2時間おきに大さじ1～2杯飲ませることにしました（残りの分は冷蔵庫に保管し，丸1日以内に使い切ります．服用する際は温めてから服用します）．また母親が，気持ちを和らげたり咳を鎮めたりする目的で，昼はローマンカモミール，夜はラベンダーの精油を用いて胸部のマッサージを行いました．半年ほどで，かぜや気管支炎にかかることはほとんどなくなりました．

心血管系機能障害

　植物療法では，心臓を，正確にリズムを刻み全身に血液を送り出す精密機械としてではなく，怒りや悲しみ，不安といった情動の影響をダイレクトに受ける敏感な臓器として捉えます．そのため，心血管系の不調に対処するには，本人を取り巻く環境に目を向け，直接的なストレスだけでなく，その背景にある生きがいや他者とのつながり，サポート体制の有無といった心理・社会的因子までもを視野に入れることが必要です．

　さて，クエルセチンやルテオリンなどのフラボノイドは，抗酸化作用によって動脈硬化の原因となる酸化LDL（低比重リポタンパク）の生成を抑制します．またこれらは，シクロオキシゲナーゼ阻害やリポキシゲナーゼ阻害，HMG-CoA還元酵素阻害やアンジオテンシン変換酵素（ACE）阻害といったさまざまなメカニズムにより，動脈硬化に起因する虚血性心疾患（狭心症，心筋梗塞）や脳血管障害（脳卒中，脳梗塞）を予防します．心臓の不調に対する第一選択であるホーソン（セイヨウサンザシ）は，オリゴメリックプロアントシアニジン（OPC）とイソクエルシトリンやヒペロシドなどのフラボノイドを含み，冠動脈血流および心筋の血流増加によって低酸素状態を改善し，また心筋の収縮機能を改善することにより軽度の陽性変力作用をもたらします．伝統的な植物性薬剤であるジギタリスは強心配糖体を含み，心筋に対して直接的に作用して心筋を収縮させますが，ホーソンはOPCやフラボノイドによって心筋のエネルギー代謝を改善するため作用が穏やかなのが特徴です．このためホーソンは，高齢者にも安心して用いることができ，また長期連用が可能です．

　ストレス環境下では交感神経系が亢進し，顆粒球の増加によって活性酸素が発生します．また虚血・再灌流によっても活性酸素が発生し，LDLを酸化し，血管内皮に酸化障害をもたらします．アロマセラピーによる快刺激は，こうしたストレス反応を軽減するとともに，香り環境下では芳香成分そのものがもつ抗酸化作用によって体内の酸化を抑制します．またオイルマッサージのストロークがもたらす物理的刺激は，平滑筋のトーヌス（ストレスや刺激に対する生体の側の応答性や張力）を高め，心血管系を健やかに保ちます．心収縮機能の改善や酸化LDLの抑制に，現代医療では降圧利尿薬やスタチン系薬が用いられますが，植物療法を予防に活用することで薬物有害反応を防ぎ，また結果として医療費の削減を図ることが可能です．

2 内科領域の植物療法

❀ メディカルハーブ

🌱 本態性高血圧に

- リンデン
- オレンジフラワー
- ハイビスカス

　本態性高血圧には，ストレスを和らげる甘い香りを特徴とし，フラボノイドを豊富に含むリンデン（セイヨウボダイジュ）のハーブティーを服用します．精油のネロリの原料で，鎮静作用をもつオレンジフラワーを適量ブレンドする方法もあります．また最近では，高血圧に対するハイビスカスの降圧効果が報告されています[1]．その作用機序は明らかにされていませんが，ハイビスカスのアントシアニンが関与するものと考えられています．

🌱 本態性低血圧に

- ローズマリー
- マテ

　本態性低血圧には，陽性変力作用により血液循環を促進するローズマリーを用います．ドイツの自然療法士であるクナイプ神父は，食事の際に1杯のローズマリーワインを飲むこと勧めています．1Lの白ワインにローズマリー20gを漬け込み，ときどき振り混ぜて5日間ででき上がります．また，アルカロイドのカフェインを含むマテを服用してもよいでしょう．

🌱 浮腫（むくみ）に

- クミスクチン
- スギナ

　浮腫（むくみ）には，クミスクチンやスギナなどの利尿系のハーブが用いられます．クミスクチンはナトリウムや塩素の排泄作用があり，スギナは利尿作用そのものは強くはありませんがケイ素を含むため，血管周囲の結合組織を強化するのに役立ちます．

🌱 胸痛，動悸，圧迫感に

- ホーソン
- ジャーマンカモミール
- バレリアン

　心臓の痛みや動悸，圧迫感などにはホーソンが用いられ，飲みにくい場合はハチミツを加えます．ホーソンは鎮静系のハーブであるジャーマンカモミールやバレリアンとブレンドする場合もあります．また，甲状腺機能亢進症による心悸亢進や律動の異常にも，律動を調整するホーソンや鎮静作用をもつバレリアンなどを服用し，またラベンダーの精油を用いた芳香浴などで対応します．

🌱 コレステロールの調整に

- アーティチョーク

動脈硬化の予防にはアーティチョークなどの強肝ハーブが用いられます．アーティチョークは苦味質のシナロピクリンやフラボノイドのルテオリンを含み，コレステロールを調整します．

🌱 静脈環流障害に

- 黒ブドウ葉（赤ブドウ葉）

静脈還流障害などの慢性静脈不全には，黒ブドウ葉（赤ブドウ葉）を用います．以前，"フレンチパラドックス"といわれる赤ワインの心疾患への疫学的な効果が話題になりましたが，過剰なアルコールの摂取は心疾患のリスク要因となるため注意が必要です．ただ，黒ブドウ葉（赤ブドウ葉）はオリゴメリックプロアントシアニジン（OPC）とアントシアニン，それにサーチュイン（長寿）遺伝子を活性化させるレスベラトロールを含むため，血管内皮細胞を健やかに保ちます．

🌸 アロマセラピー

心身のリラクセーションに

- ローマンカモミール
- ラベンダー
- 高知ユズ
- オレンジ
- 北海道モミ
- 木曽ヒノキ

心血管系への負担を避けるため，快い香りを嗅いで心身のリラクセーションに努めます．よく用いられるのは，ローマンカモミールやラベンダーなどのフローラル系の精油，高知ユズやオレンジなどの柑橘系の精油，北海道モミや木曽ヒノキなどの森林系の精油です．こうした精油を用いて芳香浴やオイルマッサージ，ぬるめのお湯でのアロマバスを楽しみます．

冠血流予備能の改善に

- ラベンダー

ラベンダーの精油については，吸入によって血清コルチゾールの低下とともに冠血流予備能が改善することが確認され[2]，ストレスの軽減とともに，心臓の冠循環に良い影響をもたらすことが明らかになっています．

本態性低血圧，軽度の狭心症に

- ローズマリー
- 筑後樟脳

本態性低血圧や軽い狭心症の発作には，ローズマリーや筑後樟脳など循環器の機能を賦活する精油や，北海道モミなど適度な刺激を与えるバルサ

- 北海道モミ

ム系の精油を用いてリニメント剤を製し，胸部を塗擦する方法があります．また，これらの精油を用いて起床時に入浴し，入浴後には1時間ほど安静を保つ方法もあります（夜間は入眠を妨げる可能性があるので控えます）．心臓への刺激が強い場合は，精油の濃度で調節するか，ラベンダーなどの鎮静系の精油とブレンドして調節します．

脳梗塞後のアパシー（無気力状態）に

- ローズマリー
- 筑後樟脳

脳梗塞後のアパシー（無気力状態）には，ローズマリーや筑後樟脳などの精油による芳香浴で適度な刺激を与えます．

静脈環流障害，静脈瘤に

- ラベンダー
- サイプレス
- カレンデュラ油

静脈還流障害による足の浮腫（むくみ）や痛み，しびれには，ラベンダーやサイプレスの精油を用いて求心性のオイルマッサージを行います．静脈血の循環を良好にするには，日常的によく歩くことが大切です．静脈瘤には，消炎作用と粘膜を保護する働きをもつカレンデュラの浸出油を，患部の周辺にやさしく塗布します．リンパ浮腫については，医療徒手リンパドレナージの専門家に任せます．

✿ 生活指導

高血圧などでは安易に薬物療法に頼るのではなく，栄養・運動・休養の3本柱を見直し，ライフスタイルを改善することで血圧のコントロールは十分に可能です．

❶ 食生活

適正体重を維持し，心疾患のリスク因子であるトランス脂肪酸を多く含むマーガリンやショートニングの摂取を控えます．料理に用いる植物油については，酸化に強い不飽和脂肪酸のオレイン酸を80〜85％も含む椿油や，エクストラバージンのオリーブ油を用います．また炎症体質を改善するには，ω3系脂肪酸を含むインカインチ（アマゾングリーンナッツ）油やヘンプ（麻の実）油を用います（食生活についてはp.79の「抗炎症食」を参考にしてください）．ニンニクやタマネギなどの含硫化合物を含む野菜は，脂質低下作用や降圧作用，抗凝固作用や抗菌作用をもち，高血圧や脂質異常症の予防に役立ちます．また末梢血管障害を改善するため，間欠性跛行や糖尿病網膜症の予防にも用いられます．ちなみに，ドイツのコミッションEモノグラフでは，ニンニクの用量を生のガーリックで1日4gと規定しています．本態性低血圧や循環不全には，陽性変力作用をもつローズマリーやジンジャーを食材として上手に料理に使うとよいでしょう．

❷ 運動と休養

運動は，楽しんで続けられる程度のエアロビック（有酸素）運動を継続して行います．休養で

は質の高い睡眠や入浴，呼吸法やセルフマッサージなどが有効ですが，これらにハーブや精油を活用することでさらに効果を高めたり，継続する動機づけにもなります．

症例紹介

主訴 本態性高血圧，胸痛

患者さんは70歳の男性で，会社役員です．血圧はやや高めですが，安定していました．1年前より1ヵ月に1～2回の頻度で胸に痛みやしびれ，圧迫感を感じることがあり，内科を受診しましたが特に異常はみつかりませんでした．週に3回，デイケアに通い，食事も特に問題ありません．たまに眠れないときがあり，そのときはお酒（日本酒）を飲んで寝ています．

レシピ　圧搾汁
　　　　　　ホーソン　　　1回10mL　1日2回服用
　　　　　ハーブティー
　　　　　🌱 リンデン　　　2g
　　　　　🌱 ペパーミント　1g

経過 朝食後と夕食後の1日2回，ホーソンの圧搾汁を10mLずつ服用することにしました．また就寝する30分前にリンデン2gとペパーミント1gをブレンドしたハーブティーを，香りを楽しみながらゆっくり服用します．ハチミツを加えて甘くして飲む場合もあります．はじめはリンデンとオレンジフラワーのブレンドを勧めましたが，オレンジフラワーの風味が苦手ということでペパーミントに変えました．また軽い運動のため，天気の良い日には近所の河岸まで往復20分，自分のペースで散歩をするようにしました．圧搾汁を服用後，約1ヵ月で胸の不調はみられなくなり，夜間の入眠もスムーズになりました．

主訴 脂質異常症

患者さんは48歳の男性で，自営業です．健康診断で脂質異常症に注意するように言われました．血圧もやや高く，家族が心配して植物療法に取り組むことになりました．特に身内に循環器の疾患をもつ人はいませんが，2つ上の兄もやや血圧が高いそうです．

レシピ　圧搾汁
　　　　　　アーティチョーク　　1回10mL　1日3回服用

　　　　ハーブティー
　　　　🌱 ハイビスカス　　　　　　　2 g
　　　　🌱 ペパーミント　　　　　　　1 g

経過 自営のため食事は3食とも家で食べています．家族の協力を得ながら肉類や乳製品などの動物性食品を控えめにして野菜や魚を主菜にするように変え，毎食後にアーティチョークの圧搾汁を10 mL服用することにしました．お酒はほとんど飲みませんが，1日6杯ほどコーヒーにスティックシュガー5 gと植物性油脂クリーミング食品（いわゆるコーヒーフレッシュ）を入れて飲んでいたため，コーヒーは1日3杯までとし，代わりにハイビスカス2 gとペパーミント1 gのブレンドハーブティーを服用することにしました．喫茶が好きなので，ハーブティーは初めから抵抗なく服用できました．また通勤ではないので，運動不足を解消するためスポーツクラブに通い始めました．1年後には体重も2 kgほど減り，健康診断も"異常なし"になりました．

主訴 足の浮腫，痛み（静脈還流障害）

患者さんは50代の女性で，販売員です．10代の頃から血液循環が不良でした．現在の仕事は1日中立ち仕事のため，夕方には両足がむくみ，しびれや痛みが生じます．BMIは26で，特にここ2年間で体重が3 kg増加しています．靴が合わないのかと思い変えてみましたが，効果はなく，フットマッサージの広告を見て自分でやってみようと思い，相談されました．

レシピ　　ハーブティー
　　　　🌱 黒ブドウ葉　　　　　　　　　　　　2 g
　　　　🌱 ローズヒップ　　　　　　　　　　　2 g
　　　　マッサージオイル
　　　　🫗 北海道モミ または 北海道和薄荷　　1滴
　　　　　マカデミアナッツ油　　　　　　　　5 mL
　　　　（比率はこのままで使用量により適宜増量）

経過 黒ブドウ葉2 gとローズヒップ2 gのブレンドハーブティーを，煎茶の代わりに服用することにしました．オイルマッサージの精油は国産精油に興味があるということで北海道モミを選び，痛みがあるときは北海道和薄荷を用いました．フットマッサージは求心性に行い，ベッドの足もとを高くして傾斜をつけて寝るようにしました．およそ1ヵ月で足の痛みやむくみが軽くなり，また就寝前にフットマッサージを行うので，軽い疲労感と香りによってよく眠れるようになりました．現在は1ヵ月に0.5 kg減を目標に，食生活の改善によるダイエットを実行中です．

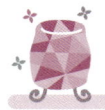

糖尿病

　動物であるヒトは，三大栄養素（炭水化物，脂質，タンパク質）を摂取し，体内で物質代謝とエネルギー代謝を行うことで，生体のリモデリングと生命活動を営んでいます．ところが代謝に異常が生じると，糖代謝異常はインスリン抵抗性を起因とする2型糖尿病を，脂質代謝異常は動脈硬化を起因とする虚血性心疾患（狭心症，心筋梗塞）や脳血管疾患（脳卒中，脳梗塞）を引き起こします．

　血糖値を上げるホルモンには，グルカゴンやアドレナリン，コルチゾールや成長ホルモンなどがありますが，血糖値を下げるホルモンはインスリンしかありません．このことは，ヒトの代謝システムが飢餓（低栄養）を前提に作られていることを示しています．つまり代謝性疾患は，ヒトの代謝システムと飽食の時代の食生活がミスマッチを起こし，その結果として消化腺や内分泌腺が疲弊して機能障害を起こしたものと考えられます．したがって，代謝性疾患の予防で最も重要なのは食生活の改善といえます．

　グルコースは脳の唯一のエネルギー源であり，また脂質は炭水化物やタンパク質に比べてエネルギー効率が良いため，ヒトは糖分や油を摂ると報酬系が作動して「美味しい」と感じます．糖分も油も身近にあり余るほどある現代社会において，それを我慢するには意志の力が必要です．また身の回りのストレスに加えて，生きがいや他者とのつながりの欠如といった心理・社会的背景が，ヒトを「ストレス解消のために食べる」「食べたいからではなく寂しいから食べる」といった誤った行動に走らせます．

　糖尿病を予防するには，糖質と脂質の過剰な摂取を控え，適正体重を維持するとともに，カロリー消費を促す運動を継続的に行うことが大切です．特に気をつけたいのが，果糖ブドウ糖液糖などの吸収の速い液糖を大量に含んでいる清涼飲料水です．血糖の急上昇は過剰なインスリン分泌を招き，その過剰なインスリンにより低血糖状態となるため，それがさらにアドレナリンの分泌を引き起こします．こうしたことを繰り返すと分泌腺が疲弊し，血糖のコントロールが不安定になります．このため，集中力の欠如や情緒の不安定，攻撃性などが生じ，機能性低血糖と呼ばれる状態になります．また，体内でグルコースや果糖などの還元糖とタンパク質が非酵素的に反応し，さまざまな中間体を経て最終糖化産物 advanced glycation end products（AGE）が生成し，組織の変性やそれに伴う機能障害を引き起こします．さらにAGEは受容体であるRAGE（receptor for AGE）に結合し転写因子NF-κBを活性化して，炎症性サイトカインの生成を招きます．したがって，精製糖の過剰な摂取は体内での慢性炎症の誘引となります．

　たとえばスイーツを食べるときに，砂糖とミルク入りのコーヒーをハーブティーに変えることで糖分をカットすることができます．また，ハーブに普遍的に含まれるポリフェノールのフェノール性水酸基がタンパク質を変性させるため，α-グルコシダーゼなどの酵素活性を阻害し，血糖値の上昇を抑えることができます．さらに，ローマンカモミールやジャーマンカモミールに含まれるカマメロサイドなど一部のフラボノイド配糖体には，顕著な抗糖化作用があることが明らかになっています．糖化反応と酸化反応は互いに影響して連鎖的に進行するため，抗糖化成分

や抗酸化成分，抗炎症成分などを丸ごと含むハーブは，単一成分に比べて効率的に糖化ストレスを防ぐことができます．

❁ メディカルハーブ

🌱 食後の血糖値上昇の抑制に

● マルベリー

糖尿病予防に用いられるマルベリー（桑）の葉は1-デオキシノジリマイシン 1-deoxynojirimycin（DNJ）を乾燥重量の0.1～0.2％含有します．DNJは小腸でショ糖（スクロース）などの二糖類と，二糖類分解酵素であるα-グルコシダーゼとの結合を競合的に阻害するため，食後の血糖値上昇を著明に抑制します．このメカニズムは糖尿病治療薬であるα-グルコシダーゼ阻害薬と同じものです．DNJは水溶性であるためハーブティーとして容易に摂取が可能ですが，作用機序が示すように食後の服用では効果は得られず，食事と一緒または食直前（食事前の5～10分以内）に服用することが必要です．

また，マルベリーの粉末剤（パウダー）を料理や製菓に用いる方法もあります．このように，粉末剤として摂取したりマルベリーの葉を食材として料理に活用すれば，DNJ以外のクロロフィルやフィトステロールなどの成分も摂取できるため，中性脂肪の低下や動脈硬化の予防にさらに効果的です．粉末剤で用いる場合は，一緒に用いる砂糖の重量の1～3％を混ぜることで効果が得られます．なお，小腸で消化・吸収されなかった糖質は大腸に運ばれ，腸内細菌による発酵の結果，酢酸やプロピオン酸，酪酸などの短鎖脂肪酸や乳酸などの有機酸が生成されます．それらが腸内のpHを下げるため，病原性大腸菌などの病原菌の増殖が抑制され，整腸作用をもたらします．また，この際に炭酸ガスや水素ガスが発生するため，放屁や膨満感を伴うことがあります．

🌱 糖尿病の予防に（耐糖異常の改善に）

● ダンディライオン

マルベリーと並んで糖尿病予防によく用いられるのが，ダンディライオンです．ダンディライオンの根は貯蔵多糖で，水溶性食物繊維であるイヌリンを豊富に含みます．イヌリンの名は，キク科のハーブであるオオグルマ（*Inula helenium*）の根から抽出されたことを示し，体内では大腸でプレバイオティクスとして働き，腸内環境を改善します．糖尿病の予防にダンディライオンは伝統的に用いられてきましたが，これまで作用機序は不明でした．しかし最近になって，高脂肪食などによる腸内フローラのバラン

スの乱れが腸管の透過性を亢進させ，腸管内の細菌や食事由来の抗原が粘膜バリアを通過して体内に侵入するbacterial translocationによって，インスリン抵抗性や慢性炎症が生じることが報告されています[3]．こうしたことから，ダンディライオンでは腸内環境を改善するイヌリンやコレステロールの吸収を調節するフィトステロールや，肝機能を高める苦味質が相乗効果を発揮して，耐糖異常を改善するものと考えられています．

血糖値の降下を目的に

- シナモン
- ニガウリ（ゴーヤ）

　スパイスのシナモンには血糖降下作用がありますが，肝毒性のリスクのあるクマリンや，アレルギーを誘発するリスクのある桂アルデヒドを含むため，過剰摂取（1日量として1～13g以上）には注意が必要です．ニガウリ（ゴーヤ）からはチャランチンと呼ばれる血糖降下成分が単離され，さらにアルカロイドのモモルジシンやインスリン様のペプチドが存在することが確認されています．ニガウリは食材として料理に用いたり，乾燥させてハーブティーにする方法もあります．

糖尿病網膜症の予防に

- ビルベリー
- イチョウ葉

　糖尿病の合併症である糖尿病網膜症の予防には，アントシアニンを豊富に含むビルベリーやイチョウ葉のサプリメントを服用します．ビルベリーの葉にはグルコース耐性因子である3価クロムが豊富に含まれるため，かつては糖尿病に対してハーブティーとして用いられましたが，アルブチンなどを含むため，ハイドロキノン中毒のリスクがあり，長期にわたる高用量の摂取には注意が必要です．

糖尿病神経障害や下肢潰瘍の予防に

- イチョウ葉
- セントジョンズワート
- イブニングプリムローズ（月見草）油

　糖尿病神経障害やそれに伴う疼痛，および下肢潰瘍の予防には，イチョウ葉やセントジョンズワートが用いられます．また，γリノレン酸を含むイブニングプリムローズ（月見草）油を内服する方法もあります．
　末梢血管障害には，ニンニクやタマネギを食材として活用します．なお，マメ科のガレガソウ（ゴーツルー *Galega officinalis*）に含まれるグアニジンは，ビグアナイド系薬であるメトホルミンの先導化合物ですが，ガレガソウは現在ではあまり使われていません．

🌸 アロマセラピー

🧴 脂肪の分解や燃焼に

- グレープフルーツ
- ブラックペッパー

　一般に精油の香りは副交感神経系を活性化しますが，グレープフルーツやブラックペッパーの精油の香りは交感神経系を活性化し，脂肪の分解や燃焼を促します．精油のこうした直接的な作用に対して，より実践的な活用法として，次に述べるような鎮静作用のある香りを嗅いで無駄食いを防ぐなど，精油の心理作用を利用する方法があります．

🧴 間食・過食防止に

- ラベンダー
- オレンジ

　現代人は，空腹ではないのにストレスの代償行為として甘いものを求めたり，過食に走る傾向があります．そこで，ラベンダーやオレンジなどの鎮静系の精油をアロマスティック（スティック型の携帯用芳香器）にたらして持ち歩き，そうした衝動にかられたときに深呼吸しながら香りを吸い込むことで，無駄食いを防ぎます．

🧴 糖尿病の予防に（毛細血管の強化に）

- マカデミアナッツ油（キャリアオイル）

　快い香りに包まれてオイルマッサージを体験することは，ストレスを和らげるとともに手技の物理的な刺激によっても血行を促進し，毛細血管の強化につながります．この際にキャリアオイルにマカデミアナッツ油を使うと，糖尿病を予防する効果が得られます．

　マカデミアナッツ油は，ヒトの皮脂に含まれている珍しい単価不飽和脂肪酸のパルミトオレイン酸をおよそ20％含んでいます．マカデミアナッツ油をキャリアオイルとしてマッサージを行うと，皮膚や皮下脂肪に存在するリパーゼによって植物油のトリグリセリドが分解します．また，パルミトオレイン酸は血中に取り込まれるとともに，インスリン感受性を高めることが報告されています[4]．なおビタミンEも経皮吸収されるため，キャリアオイルのマカデミアナッツ油に10％ほど小麦胚芽油をブレンドするとさらに効果的です．糖尿病では神経障害のために足の感覚が鈍くなったり皮膚病を起こしたりと，足に何らかのサインが出ることが多いので，日頃からフットマッサージやリフレクソロジーなどを楽しみながら足の手入れをするなどして，足に注意を向けておくとよいでしょう．

生活指導

糖尿病は自覚症状がないことが多いので，日頃から口渇や多尿，体重の減少などに気をつけます．

❶ 食生活

糖分を控えるだけでなく，総摂取エネルギーを抑え，適正体重の維持を心がけます．食事は高脂肪食を避け，動物性食品は必ず食物繊維と一緒にとるようにします．また，ベジ・ファースト，つまり初めに野菜を食べてから主食や主菜を食べるようにして，コレステロールの吸収や血糖値の上昇を抑えます．早食いを避け，よく噛んでゆっくり食べるように心がけます．嗜好品については，アルコールは血糖コントロールに悪影響を及ぼすのでなるべく控え，タバコも血液循環を妨げるので控えます．清涼飲料水は血糖値の急激な上昇をもたらし，機能性低血糖や慢性炎症をもたらすので，極力控えるようにします（食生活についてはp.79の「抗炎症食」を参考にしてください）．

❷ 運動と休養

適度なエアロビック（有酸素）運動は，カロリーを消費して血行を促進するため，糖尿病の予防には有効です．ただし，低血糖の出現には注意します．また眼底出血や腎機能，心肺機能が悪化している場合は医師の診断に従い，日常的にストレスの少ない生活を送るようにします．

症例紹介

主訴 2型糖尿病

患者さんは50代の男性で，会社員です．会社の健康診断で高血糖を指摘され，クリニックで出されたボグリボース（ベイスン®）を服薬しています．BMIは27で，この1年で3kg体重が増加しました．体重の増加は，昼食は外食で高カロリーになることと，残業中および就業後に食事をするので，実質的に1日4食となっていることが大きな原因と考えられました．

レシピ　🌱 ダンディライオン（ロースト）　3g

経過 マルベリーはボグリボースと作用機序が同じなので，薬物相互作用を避けるためダンディライオンを選択し，家にいるときは煎茶の代わりにダンディライオンのハーブティーを服用することにしました．昼食はトンカツやフライ類が多かったため，なるべく低カロリーの和食を中心とした食事に変えました．残業食も習慣になっていたので本当に必要なときだけにして，その際もおにぎりを食べる程度にしました．本人は「糖尿病は甘いものを食べるのが原因」と誤解していて，総カロリーの制限が必要であることは知らなかったようです．1年ほどで薬をやめることができ，その後は食前にマルベリーのハーブティーを服用して体重のコントロールを続けています．

文 献

1) McKay DL et al.: Hibiscus sabdariffa L. tea (tisane) lowers blood pressure in prehypertensive and mildly hypertensive adults. J Nutr, 140: 298-303, 2010.
2) Shiina Y et al.: Relaxation effects of lavender aromatherapy improve coronary flow velocity reserve in healthy men evaluated by transthoracic Doppler echocardiography. Int J Cardiol, 129: 193-197, 2008.
3) Sato J et al.: Gut dysbiosis and detection of "live gut bacteria" in blood of Japanese patients with type 2 diabetes. Diabetes Care, 37: 2343-2350, 2014.
4) 阪上未紀ほか: マカダミアナッツオイルを使用したアロマテラピーの影響―メタボリックシンドローム予備軍へのアプローチ―. アロマテラピー学雑誌, 14: 8-14, 2014.

3 消化器科領域の植物療法

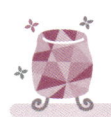

胃炎・胃潰瘍

　現代医療では，胃炎・胃潰瘍は「ピロリ菌による感染症」といった捉え方がされ，除菌療法が試みられています．しかし，植物療法では心身相関モデルで捉え，さらに社会的背景までもを視野に入れて真の原因を探り，対処していきます．

　数ある剤形の中でも，茶剤（ハーブティー）は消化管粘膜の炎症に最も適した剤形といえます．一例をあげると，胃炎・胃潰瘍の第一選択はジャーマンカモミールですが，ジャーマンカモミールのハーブティーを内服した場合は，芳香効果と内服効果のいずれもが同時に得られます．カップから立ち上る香りは嗅覚経路で情動に変化をもたらし，ストレスを和らげて心身にリラックス効果をもたらします．一方，内服ではカマズレンがヒスタミンの遊離を阻害し，α－ビサボロールがシクロオキシゲナーゼやリポキシゲナーゼを阻害して消炎作用をもたらします．また，フラボノイドのアピゲニンがベンゾジアゼピン受容体のリガンドとして働き，鎮静・鎮痙作用をもたらします．このように，植物療法では多様な成分が，多様なメカニズムで生体に働きかけて相乗効果をもたらします．

❋ メディカルハーブ

🌱 胃の痛みに

・ジャーマンカモミール	胃炎・胃潰瘍の疼痛の原因となる平滑筋のけいれんに対して，植物療法ではアトロピンやパパベリンなどのアルカロイドの抗コリン作用に頼るのではなく，フラボノイドのアピゲニンやテルペノイドのリナロール，メントールなどの鎮静・鎮痙作用を活用します．ちなみにジャーマンカモミールの主要フラボノイドであるアピゲニンは，クエルセチンやルテオリンよりも鎮痙作用が強く，抗不安作用も有しています． 　胃炎・胃潰瘍に対する植物療法の第一選択は，消炎作用や鎮静・鎮痙作用をもつジャーマンカモミールのハーブティーを服用することです．ハーブティーを淹れる際には十分な量（およそ3g以上）を用い，熱湯で3分間以上フタをして抽出したものを，香りを楽しみながらゆっくりと服用します．服用は必ず空腹時とし，起床時と食間，就寝前に服用します．疝痛の場合は用時服用とし，20〜30分おきに服用することもあります．服用

3 消化器科領域の植物療法

の際に横になって体を回転させ，ハーブティーが胃の粘膜にまんべんなく触れるようにすると，なお効果的です．

🌱 胃炎・胃潰瘍の早期回復に

- アルテア（マシュマロウ）
- ジャーマンカモミール

アルテア（マシュマロウ）の根には粘液質が豊富に含まれていて，創傷治癒作用をもちます．ジャーマンカモミールのハーブティーにアルテアの根のパウダー（粉末剤）を1〜2g加えてしばらく放置し，かきまぜて粘度を高めたものを服用すると，患部を保護して修復を早めます．

🌱 胃の鎮痙，胃痛，制吐に

- ペパーミント
- ジャーマンカモミール

ペパーミントは鎮痙作用や鎮痛作用（メントールによる緩和な局所麻酔効果），制吐作用や抗菌作用（胃内の発酵抑制），それに緩和な利胆・強肝作用をもちます．このためジャーマンカモミールとペパーミントを症状や嗜好によって等量ずつ，あるいは1：2や2：1でブレンドすると，いろいろなケースに対応することができます．ちなみにドイツでは小児科で胃の不調に対して，ペパーミント67％とジャーマンカモミール33％のブレンドがよく処方されています．

カモミールにはジャーマンカモミールのほかにローマンカモミールがありますが，ローマン種は消炎成分が少なく，粘膜にやや刺激があるのでジャーマンカモミールを用います．また，使用するハーブの品質管理の目安として，ドイツの公的なモノグラフであるコミッションEモノグラフでは，ジャーマンカモミールの精油含量を0.4％以上，ペパーミントの精油含量を1.2％以上と定めています．したがって，入手する際には香りが十分に残っているものを選びます．

🌱 胃痛，胃の不調に伴う不安に

- ジャーマンカモミール
- パッションフラワー

胃炎・胃潰瘍で疼痛やそれに伴う不安が強い場合は，ジャーマンカモミールに「植物性のトランキライザー（精神安定薬）」と呼ばれるパッションフラワーを等量ずつブレンドします．

🌱 抗菌作用を目的に

- レモングラス

　植物療法では，抗菌薬のように直接的に菌を叩くというアプローチはとりませんが，精油の中でピロリ菌に対する抗菌作用が強いのはレモングラスです．レモングラスはその名のとおり，レモンの香りがして飲みやすいので，リラックスのお茶として日常的に楽しむとよいでしょう．なお，レモングラスはイネ科植物なので，細胞壁が堅くて成分が解離しにくいため，必ず100℃の熱湯で3分間以上，抽出します．

🌸 アロマセラピー

　ストレス下での交感神経亢進の状態から副交感神経とのバランスを回復するには，ヒトの五感に働きかけるノンバーバル（非言語的）なセラピーが有効です．ハーブティーの服用や精油の芳香浴など，植物系の刺激は副交感神経を優位にします．これは500万年前に人類が森の中で生まれ，森の中で暮らしてきたことに起因すると考えられます．つまり森の香りは身の安全と結びつき，果実の香りは食料の確保による安心と結びついているため，その香りを嗅ぐとリラックス反応が生じるのです．

🧴 ストレスを感じる胃の痛みに

- 北海道モミ
- 木曽ヒノキ
- 高知ユズ
- オレンジ
- ベルガモット

　ストレスを感じたら北海道モミや木曽ヒノキなどの森林浴系の香りや，高知ユズ，オレンジなどの柑橘系の香りを嗅ぐと緊張が緩みます．胃の痛みには温罨法が効果的なので，高知ユズやオレンジ，ベルガモットなど血液循環を促進する精油を用いて，腹部に温湿布を行います．こうした精油を用いて全身浴や半身浴を行い身体を温めると，痛みを和らげることができます．

🌸 生活指導

　心身の安静と定刻の食事を基本として毎日を過ごします．

❶ 食生活

　お酒や炭酸飲料，牛乳の摂取は酸分泌を亢進し，粘膜に刺激となるため控えます．また，タバコは胃粘膜の血流を低下させて潰瘍の治癒を遅延させるため控えます．食事は刺激物を避け，消化のよいものを選びます．

❷ 休　養

　ストレス対策については，本人がストレスの真の原因に気づくとともに上手な対処法を身につけることが必要になります．そのために簡単なストレスコントロール技法（ストレス要因の軽減と，コーピングなどによるストレス耐性の強化）を学習します．なお，胃潰瘍の隠れた原因に，アス

ピリンなどの非ステロイド性抗炎症薬 nonsteroidal anti-inflammatory drugs (NSAIDs) による潰瘍の誘発があります．低用量アスピリン療法（抗血栓療法）も同様に，胃潰瘍の原因になります．これはNSAIDsがシクロオキシゲナーゼを阻害し，内因性プロスタグランジンの産生を抑制することにより，粘膜の防御機能が低下するためです．このため胃潰瘍の場合は，できる限りNSAIDsの使用を控えるとともに，日頃から植物療法を実践するなどして，頭痛や月経痛などへのNSAIDsの安易な服用をやめることが大切です．

症例紹介

主訴 胃の不調

患者さんは40代の男性で，管理職です．食後に胃の痛みやもたれ，膨満感があり，市販の胃薬を服用しても効果が実感できません．仕事のストレスがかなりきつく，飲酒の機会も多くあります．同僚の女性からハーブティーの服用を勧められ，興味をもったため相談されました．

レシピ
- ジャーマンカモミール　2 g
- ペパーミント　1 g

経過 ジャーマンカモミール2 gとペパーミント1 gを急須に入れて家で煎茶の代わりに服用することにしたところ，1週間ほどで調子が良くなりました．その後，就寝前にも服用するようになり，睡眠の質が良くなったという実感を得ました．

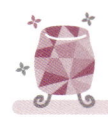

消化器系機能障害

消化不良や食欲不振などの機能性ディスペプシアには，ハーブの芳香成分や呈味成分を利用して嗅覚や味覚に働きかけ，消化器系の機能を調整することが可能です．料理のスパイスは，こうした機能を生活の中で上手に活用したものといえます．たとえば苦味については，解毒や代謝を促すシグナルとして働き，全身のトーヌス（ストレスや刺激に対する生体側の応答性，張力）を高めるため，胃アトニーや胃下垂に有効です．また，ハーブに含まれるフラボノイド類（イソフラボン，フラボノール，アントシアニジンなど）は配糖体の形で存在していて，腸内細菌によって糖とアグリコンに分解されて吸収されます（一部は配糖体のまま吸収されます）．このため，同じハーブを服用しても腸内環境によって吸収が異なることになります．そこで，フラボノイド類のバイオアベイラビリティを高めるためには，日常的にフラボノイド類を積極的に摂取して，配糖体を分解で

きる菌を育てることが大切です．なお，配糖体から切り離された糖は腸内細菌によって資化されるため，フラボノイド配糖体はそれ自身がプレバイオティクスといえます．

　ハーブやスパイスの芳香成分は，呈味成分や色素成分と並んで，食品の機能性の2次機能(嗜好・食感機能)と3次機能(生体調節機能)を兼ねた働きをもちます．したがってアロマセラピーで用いる精油の香りは，消化器系の機能障害を改善するのに役立ちます．

　特に精神的なストレスがもとで「食べる気がしない」「食欲はあるが食べられない」といった場合には，ヒトが食した経験のあるハーブやフルーツを原料とした精油，つまりペパーミントやオレンジなどの精油や，鎮静・鎮痙作用をもつラベンダーやローマンカモミールの精油を活用することで，上手に対処することができます．

　高齢者は，一般に運動不足や嗅覚の衰えから食欲不振に陥ることが多くありますが，ハーブやスパイスの香りで食欲を刺激することが可能です．最近では，ペパーミントやブラックペッパーの精油の香りが，高齢者の遅延した嚥下反射時間の改善に有効であるという報告がありました[1,2]．食べることは生きて行くことの基本であり，食欲を取り戻すことは消化器系だけでなく，全身の健康度に大きく寄与します．

❀ メディカルハーブ

🌱 消化不良，食あたりに

- ペパーミント
- タイム

　食べすぎや消化不良には，清涼感をもつペパーミントを用います．また，食あたりや吐き気には，強力な抗菌作用と鎮痙作用をもつタイムを，ペパーミントと等量ずつブレンドしてハーブティーとするか，粉砕してパウダー(粉末剤)として服用します．

🌱 悪心・嘔吐に

- ジンジャー

　乗り物酔いや，つわり，化学療法薬による吐き気には，中枢性セロトニン拮抗作用をもつジンジャーの乾燥パウダー(粉末剤)1gを服用します．

🌱 胃のもたれ，体力低下時の食欲不振に

- アーティチョーク
- ペパーミント
- ダンディライオン

　こってりした油料理によるもたれやそれに伴う頭痛，夏バテや病中・病後の食欲不振，および胃アトニーや胃下垂には苦味の強いアーティチョークを用い，飲みにくい場合はペパーミントをブレンドします．この場合は熱湯抽出したハーブティーを冷やしておいて，食前に服用するとさらに効果が高まります．アーティチョークは苦味をもたらすだけでなく，強肝・利胆作用をもつため，ダンディライオンとともに胆石の予防に有効です．

🌱 胃酸分泌の促進に

- オレンジピール（果皮）

芳香性ハーブと苦味性ハーブの両方を兼ね備えた特徴をもつのが，オレンジピール（果皮）です．オレンジピールは苦味フラボノイドと精油を含み，胃酸分泌を促します．砂糖を控えたマーマレードとして料理に添えるとよいでしょう．なお，苦味をもつハーブは前述したように胃酸分泌を促すため潰瘍には禁忌となります．

🌱 腹部の膨満感，幼児の疝痛に

- ジャーマンカモミール
- フェンネル
- ペパーミント

鼓腸（腹部の膨満感）には，駆風作用をもつジャーマンカモミールやフェンネル，ペパーミントを用います．この3種のハーブを好みの比率でブレンドしたものは「ベビーティー」の愛称で知られ，幼児の疝痛に繁用されます．フェンネルを使用する際は，スプーンなどで押し潰してから用います．

🌱 便秘に

- ジャーマンカモミール
- ダンディライオン
- ハイビスカス
- ローズヒップ

便秘にはジャーマンカモミールやダンディライオンを用います．ダンディライオンは強肝・利胆作用とともにイヌリンを含むため，プレバイオティクスとして腸内環境を改善します．女性に人気のハイビスカスとローズヒップのブレンドも，両者ともペクチンや植物酸を含むため緩下作用をもたらします．

🌱 下痢に

- ラズベリーリーフ
- ローズ
- タイム
- ダンディライオン

下痢にはラズベリーリーフやローズなどのタンニン含有ハーブを，食あたりには強力な抗菌作用をもつタイムを用います．抗菌薬を服用したあとの下痢には，腸内細菌を育てるためダンディライオンを用います．なお，タンニンは高温で溶出するため，タンニンの収れん作用を目的に用いる場合は，必ず100℃の熱湯で抽出します．

🌱 過敏性腸症候群に

- ペパーミント
- アーティチョーク

過敏性腸症候群には，ペパーミントのハーブティーが用いられます．そのメカニズムは，メントールがカルシウムイオンチャネルのモジュレーターとして働き，平滑筋の調整を行うためと考えられています．最近は

アーティチョークが用いられることもあり，メカニズムとしては苦味成分のシナロピクリンが転写因子NF-κBを阻害することが明らかになっています．

🌱 胃痛，胃の不調に伴う不安・抑うつに

- ジャーマンカモミール
- パッションフラワー
- セントジョーンズワート

疼痛やそれに伴う不安が強い場合は，ジャーマンカモミールとパッションフラワーを等量ずつブレンドし，抑うつが強い場合はセントジョーンズワートのハーブティーを服用します．

🌸 アロマセラピー

消化不良，食欲不振に

- ペパーミント
- 北海道和薄荷
- ローマンカモミール
- オレンジ

消化不良や食欲不振のときは，ペパーミントや北海道和薄荷の精油をアロマスティック（スティック型の携帯用芳香器）にたらして持ち歩き，食前に深呼吸しながら吸入するとよいでしょう．また胃腸の働きが滞っているときは，ローマンカモミールやオレンジの精油を用いて，ツボを意識しながらオイルマッサージを行うと体性神経-自律神経反射を介して消化器系の働きを活性化することができます．

便秘に

- ローマンカモミール
- ラベンダー
- ローズマリー
- ペパーミント

便秘には，ローマンカモミールやラベンダーなど鎮静・鎮痙作用をもつ精油を用いてお腹の周りをマッサージします．病みあがりやお腹に力が入らない高齢者など，弛緩性の便秘には，平滑筋に刺激を与えて腸の蠕動運動を促すローズマリーやペパーミントの精油を用いて，マッサージや温湿布を行います．

過敏性腸症候群，下痢に

- 高知ユズ
- ベルガモット

過敏性腸症候群や下痢には，高知ユズやベルガモットなど，血行を促進して身体を温める精油を用いて半身浴や足浴を行うと，痛みが和らぎ気持ちも明るくすることができます．

❁ 生活指導

 胃腸などの消化器官は自律神経系を介して脳の支配下にありますが，その一方で腸からのシグナル伝達によって脳が制御を受ける脳腸相関により恒常性を保っています．たとえば，現代人に多い便秘の原因は，精神的ストレスや食物繊維の摂取不足，それに運動不足による腹筋の弱さなどにあります．

❶ 食生活

 刺激物や胃腸を冷やすもの，油っこいものなど消化器の負担になるものの摂取を控えます．また菓子類やジュースでお腹を満たすのではなく，食物繊維の多いごはん食と野菜を食事の基本にします．特別なヨーグルトなどをとらなくても，味噌汁や納豆などの大豆発酵食品はプロバイオティクスとして腸内環境の改善に役立ちます．医薬品扱いとなっているアントラキノン類を含むセンナやダイオウなどの便秘薬は，習慣性があるので連用は控えます．

❷ 運動と休養

 気分転換になり，腹筋を鍛えることにもなるので，散歩やウォーキングを積極的に行います．1日の終わりにはシャワーではなく温かいお風呂にゆっくりとつかり，心と身体を解放します．なお，抗コリン薬や向精神薬などによる薬剤性の便秘にも気をつけます．

❁ 症例紹介

主訴 慢性便秘

患者さんは30代の女性で，事務職です．1年ほど市販の便秘薬を常用しています．ここ半年は服用量も増えています．時間を節約するため朝食と昼食はパン食が多いそうです．会社と駅が直結しているためほとんど歩かず，仕事もデスクワークなので本人も運動不足は自覚しています．便秘薬の服用量が増えてきたことを心配し，ハーブやアロマを試してみたいとのことで相談されました．

レシピ
- ローマンカモミール　　1滴
- マカデミアナッツ油　　5 mL

（比率はこのままで使用量により適宜増量）

経過 朝食と昼食を，できる限りおにぎりなどのごはん食に変更することにしました．また入浴後，就寝前にマカデミアナッツ油にローマンカモミールの精油を1％濃度で希釈したマッサージオイルでお腹を時計回りにマッサージすることと，昼休みに10分でもよいので散歩するなどして身体を動かすように指導しました．オイルマッサージを始めて3日目で効果を実感しました．ローマンカモミールの精油のみだと飽きてしまうので，現在はローマンカモミールとラベンダーの精油を気分によって使い分けています．市販

薬は完全には手離せませんが，服用量は大幅に減りました．

主 訴 腹痛と下痢（過敏性腸症候群）

患者さんは30代の男性で，営業職です．仕事でのプレッシャーが強くなると，食後の腹痛と下痢が続きます．以前に心療内科を受診していましたが，今はそこまで症状がひどくはなく，通院する時間も取れないのでハーブやアロマでの対処を希望されました．また，時間に追われているため食事は外食が多く，入浴はシャワーで済ませてしまうそうです．自分でもシャワーでは疲れが取れないと話していました．

レシピ　ハーブティー
　　🌱 ペパーミント　　　1 g
　　🌱 アーティチョーク　1 g
　　入浴剤（バスソルト）
　　🧴 オレンジ　　　　　6滴
　　　自然塩　　　　　　50 g

経 過 ペパーミント1 gとアーティチョーク1 gのブレンドハーブティーを毎食後に，また会社にも持参して服用することにしました．はじめは苦くて飲みにくいと感じましたが，3日ほど続けるうちにむしろ美味しいと感じるようになったそうです．食事は外食でもなるべく食物繊維を多く摂るようにしました．お風呂はシャワーで済まさず，自然塩50 gに本人の好きなオレンジの精油を6滴たらしてバスソルトとして使用し，身体が温まるまで入浴するようにしました．ハーブティーを飲み始めてすぐに食後の腹痛が軽くなり，5日ほどで排便も正常になりました．

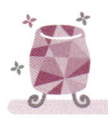

肝機能障害

　肝機能障害を予防するには，活性酸素を発生させる食品の摂取を控えるとともに，抗酸化成分を含む食品，つまり野菜や果物，ハーブを積極的にとることが大切です．控えるべき食品としては，アルコールやマーガリン，ショートニングなどの加工油脂，それに農薬や食品添加物，抗菌薬やホルモン薬が混入している食品などです．化学物質（ヒトが工業的に合成した物質）は代謝の過程で肝臓に負担をかけるので，すでに代謝ルートが備わっている天然物をとるようにします．

　また，ポリフェノールなどの植物化学成分が肝機能に果たす役割として，抗酸化物質の供給とは別に代謝系の活性化があります．ポリフェノールはヒトにとっては生体異物であるため，免疫系が察知した段階で代謝系が賦活します．ポリフェノールは微量であり，かつ速やかに代謝を受

けるため，生体に害を与えることなく代謝（解毒）を促すことができます．

　なお，わが国では向精神薬の過量投与やポリファーマシー（多剤併用）が問題化しており，すでに医療機関でも減薬や断薬の試みがスタートしています．ハーブや精油は，こうした場合に有効・有用なツールになります．その役割としてまず一つは，抗不安作用などをもつハーブや精油は医薬品から離脱する際の受け皿になることがあり，もう一つはハーブに含まれるフラボノイドの発汗・利尿・緩下作用や，苦味質の強肝・利胆作用などによって医薬品の解毒を促すことです．

❀ メディカルハーブ

🌱 慢性肝炎，脂肪肝などの肝機能障害に

- ミルクシスル

　肝機能障害に用いられるハーブの中で，最も臨床研究が行われているのがミルクシスル（マリアアザミ）です．ミルクシスルの種子は，3種のフラボノリグナンの混合物であるシリマリンを含み，強力な抗酸化作用をもつとともに，肝細胞の細胞膜を活性酸素による攻撃から守ります．また，酸化障害を受けた場合には，肝臓の細胞のタンパク合成を促進して再生を促し，線維化を防ぎます．このためミルクシスルは予防に加えて治療にも用いられ，慢性肝炎や脂肪肝，アルコール性肝炎や薬物性肝炎に活用されています．通常はサプリメントで服用されますが，ハーブティーで用いる場合は，抽出直前に種子を押し潰してから用います．飲みにくい場合はペパーミントを加えます．

🌱 肝機能障害による食後の悪心や腹痛に

- アーティチョーク
- ペパーミント

　アーティチョークは食材としても知られますが，植物療法では葉を用います．アーティチョークの葉は，フェノール誘導体のクロロゲン酸やシナリン，フラボノイドのルテオリン，苦味質のシナロピクリンなどを含み，肝機能を高めるとともに胆汁の分泌を促します．ルテオリンにはスタチン系薬と同様にHMG-CoA還元酵素阻害作用が，シナロピクリンには転写因子NF-κB阻害作用が報告されています．こうしたことから，アーティチョークの葉は，食後の悪心や腹痛といった肝機能障害による上腹部愁訴や脂質異常症に用いられます．アーティチョークはとても苦いので，飲みにくい場合はペパーミントとブレンドします．ペパーミントは平滑筋の鎮痙作用や利胆作用をもつため，風味を良くするとともに相乗効果が得られます．コレステロール系の胆石痛にも，このブレンドを用います．

🌱 肝臓，胆嚢の機能改善に

- ダンディライオン

ダンディライオンの根は肝臓や胆嚢の機能を高める苦味質のタラキサシンや，コレステロールを調節するフィトステロールのタラキサステロールを含みます．また，イヌリンがプレバイオティクスとして働いて腸内環境を改善するため，肝・胆と腸管との機能の連携を手助けします．ダンディライオンは，胆石を繰り返すといった胆石形成体質の改善にも役立ちます．

🌱 高脂肪食による痛みや吐き気に

- ウコン

ウコンは黄色色素成分のクルクミンを含み，顕著な利胆作用をもたらします．そのため高脂肪食が原因のもたれや痛み，吐き気などに用いられます．ただし，胃の粘膜などに対して刺激が強いので注意が必要です．

🌱 脂肪肝に

- ビート（テンサイ）

ビート（テンサイ）はアミノ酸のベタインを含みます．ベタインは甘味や旨味があるため調味料として，またアミノ酸系の保湿剤として化粧品に用いられますが，植物療法では肝細胞の新陳代謝を促すため脂肪肝などに用いられます．

🌱 脂質代謝，肝保護作用に

- 大豆油

大豆油はリン脂質のレシチン（ホスファチジルコリン）を含みます．レシチンはヒトの細胞膜の主要な構成成分であり，また脳や肝臓に多く存在します．乳化作用をもつため，脂質代謝や肝保護作用を目的にサプリメントとして服用します．

🌱 腎機能低下による肝機能障害に

- クミスクチン
- ネトル
- 白樺
- 赤ブドウ葉（黒ブドウ葉）

腎機能の低下も肝機能に影響を与えます．利尿が低下しているときは腎機能を促すクミスクチンやネトル，白樺などのハーブティーを服用します．なお，静脈系の還流障害には，赤ブドウ葉（黒ブドウ葉）のハーブティーが有効です．

3 消化器科領域の植物療法

❀ アロマセラピー

室内のカビやダニ，ホルムアルデヒドなどの除去に

- ユーカリ
- ペパーミント
- 北海道モミ
- 青森ヒバ
- 木曽ヒノキ

　目に見えないので気がつきませんが，室内の汚染物質は呼吸により体内に取り込まれ肝機能障害を惹起します．しかし，カビやダニ，それにホルムアルデヒドなどの揮発性有機化合物 volatile organic compounds (VOC) は，精油を揮発させることで除去することができます．カビやダニの除去率はユーカリやペパーミントの精油が高く，VOCの除去率は北海道モミや青森ヒバ，木曽ヒノキなどの森林浴系の精油が高いことが知られています．

肝機能の促進に

- ローズマリー
- グレープフルーツ
- ラベンダー
- サイプレス

　肝機能を促す目的では，ローズマリーやグレープフルーツの精油を用いて肝臓の辺りを温湿布する方法があります．温湿布が冷めたら熱いものと交換します．オイルマッサージやリンパドレナージュなどの手技によって，血液やリンパ液の流れを促す方法もあります．マッサージオイルにラベンダーやローズマリー，グレープフルーツやサイプレスなどの精油を加えると，さらに効果的です．また，ややぬるめの温度でじっくり半身浴を行い，発汗を促すのも解毒にはよい方法です．サウナを利用するのもよいでしょう．

肝機能低下による食後の悪心に

- ペパーミント

　肝機能の低下による食後の悪心や吐き気には，ペパーミントの精油の吸入が効果的です．外出時にはアロマスティック（スティック型の携帯用芳香器）にペパーミントの精油をたらして持ち歩くとよいでしょう．

❀ 生活指導

　肝臓は「沈黙の臓器」といわれ，黙々と働き続けます．そのため，日頃から「疲れやすい」「顔色が悪い」といった肝臓の不調サインを見逃さないことが大切です．

❶ 食生活

　高タンパク食，高脂肪食は，肝臓や腎臓に負担をかけるので控えます．腸内環境は肝臓にダイレクトに影響を与えるので，ビフィズス因子である味噌汁や納豆などの大豆発酵食品を積極的に摂取します．また，代謝系を賦活するイソチオシアネートを含むブロッコリー，それに含硫化合物を含むガーリックやタマネギを摂取します．その一方で，アルコールやトランス脂肪酸を含むマーガリンやショートニングの摂取を控えます．肝臓を休ませるために月に1度，軽い断食やフルーツ断食をするのもよい方法です．

第2章 領域別のアロマ＆ハーブ療法

表2-2 デトックス（解毒）プログラム

ボディデトックス	①脱水に注意し，自分に合った水で水分補給を行います． ②通気や換気をこまめに行い，室内の空気の汚れを防ぎます． ③質の高い食品を適量摂取し，身体が重く感じたら食事を控えます． ④農薬や食品添加物，不必要な医薬品の摂取を控えます． ⑤セルフマッサージやタッチで血液やリンパ液の循環を促します． ⑥エアロビック（有酸素）運動や半身浴，サウナなどで発汗を促します． ⑦衣類や洗剤，香粧品などからの化学物質の経皮吸収に注意します． ⑧パソコンや携帯電話から発する電磁波に配慮し，長時間の使用を控えます．
マインドデトックス	①散歩やエクササイズで積極的に気分転換を図ります． ②吐く息に意識を向け，心身の浄化をイメージします． ③シャワーで済ませず必ず入浴して，心身をストレスから解放します． ④ときにはニュースやメールを断ち，情報の入力を止めます．
スピリチュアルデトックス	①1日に1回，意識を内に向け，自分と向き合う時間を作ります． ②ときには仕事を離れ，森林や温泉に出かけ英気を養います． ③植物や動物を養育するなど，生きものとの交流を図ります． ④質の高い絵画や音楽を鑑賞して，カタルシスを図ります．

日常生活でハーブや精油を活用するとともに，これらの点に配慮して生活します．
食生活についてはp.79の「抗炎症食」を参考にしてください．

❷ 運動と休養

　適度なエアロビック（有酸素）運動は代謝を高め，中性脂肪を減らします．また運動は，心理的にもストレスの解消になります．怒りの感情は肝臓に悪影響を与えるので，日頃から避けられるストレスは避け，またストレスに対する向き合い方（コーピング）を工夫します．医薬品はアルコールと並んで直接的に肝臓に負担をもたらすので，ハーブを上手に活用するなどして，本当に必要なとき以外は医薬品の服用を控えます．化粧品や洗剤などの経皮毒にも注意します．なお，閉めきった室内の空気は意外に汚れています．ポトスなどの観葉植物を置くことで，ホルムアルデヒドなどの揮発性有機化合物を分解，除去することができます．また，多少疲れていても，休日は家に閉じこもらずに，森林や温泉に出かけて大自然の中で気の交流を行います．1年のうち，春先にネトルやダンディライオンのハーブを積極的に摂取したり，1ヵ月を月のリズムで暮らすなど，自分なりのデトックス（解毒）プログラム（表2-2）を組み立てて実践するとよいでしょう．

症例紹介

主訴 薬物性肝炎

　患者さんは35歳の男性で，会社員です．1ヵ月ほど前から発熱やかゆみ，発疹により受診し，検査の結果，薬物性肝炎が疑われました．本人の記憶からおそらく2ヵ月前に海外に出張した際に，3日間続けて飲んだ現地の強壮剤（液体）によるものと考えられました．すでに回復の兆しがあり，本人の希望により植物療法を行いました．

レシピ	ハーブティー
	🌱 ダンディライオン（ロースト）　　3g
	サプリメント
	ミルクシスル（シリマリン70％含有標準化エキス剤）

経 過 カフェイン飲料は摂取を避け，ダンディライオン（ロースト）のハーブティーを煎茶の代わりに服用し，1日1Lのミネラルウォーターを飲用することにしました．食事は高タンパク食，高脂肪食を避け，消化のよいものにして，毎食後にミルクシスルのサプリメントを服用しました．およそ3週間でかゆみや発疹も改善し，治癒と判断して1ヵ月でミルクシスルの服用は中止しました．

✻ 文 献 ✻

1) Ebihara T et al.: Effects of menthol on the triggering of the swallowing reflex in elderly patients with dysphagia. Br J Clin Pharmacol, 62: 369-371, 2006.
2) Ebihara T et al.: A randomized trial of olfactory stimulation using black pepper oil in older people with swallowing dysfunction. J Am Geriatr Soc, 54: 1401-1406, 2006.

4 アレルギー・免疫科領域の植物療法

花粉症・アレルギー性鼻炎

　花粉症やアレルギー性鼻炎では，花粉やカビ，ダニなどのハウスダストを除去することはもちろんですが，それらの抗原は引き金であり，真の原因は身体の中で起きている慢性の炎症と考えられます．本来の炎症（急性の炎症）は局所の発赤，発熱，腫脹，疼痛の4徴候を特徴とします．これは血流の増加と血管透過性の亢進によるもので，本人にとってはつらい症状ですが，治癒の過程で現れるものであり，やがて収束します．これに対して慢性の炎症は執拗に続き，炎症が広がっていきます．慢性の炎症を解決するには，食生活をはじめとするライフスタイル全体を見直すことが必要になります．

🌸 メディカルハーブ

🌱 くしゃみ，鼻水，鼻づまり，目のかゆみに

- エルダーフラワー
- ネトル
- ダンディライオン
- 白樺
- ローズヒップ
- ペパーミント
- エキナセア

　花粉症やアレルギー性鼻炎のくしゃみ，鼻水，鼻づまりや目のかゆみなどに対しては，エルダーフラワー，ネトル，ダンディライオンの3種のハーブがよく用いられます．

　エルダーフラワーに含まれるフラボノイドのルチンは，毛細血管透過性の亢進を抑制して炎症の拡散を防ぎます．ネトルに含まれるフラボノイドのクエルセチンは，マスト細胞からのヒスタミンの遊離を抑制してアレルギー反応を防ぎます．なお，ネトルのハーブティーが飲みにくい場合は，同じくクエルセチンを含む白樺の葉で代用します．ダンディライオンに含まれる苦味質は，解毒器官である肝臓の機能を高め，さらにオリゴ糖のイヌリンはプレバイオティクスとして腸内環境を改善し，体質改善を促します．

　ネトルやダンディライオンのハーブティーを花粉シーズンが始まる2週間ほど前から飲み始め，シーズンを通して服用します．アリゾナ大学のアンドルー・ワイル博士は，ネトルのフリーズドライ製剤を2〜4時間おきに1〜2カプセル服用することを勧めています．ネトルをパウダー（粉末剤）にして食卓に常備し，料理にふりかけたり，ネトルスープなどのように食材として活用する方法もあります．ダンディライオンもきんぴらゴボウのようにして調理したり，炊飯時に混ぜて炊き込む方法もあります．

4 アレルギー・免疫科領域の植物療法

エルダーフラワーのハーブティーについては，フラボノイドはビタミンCと相乗効果を発揮するので，ローズヒップとブレンドするのもよい方法です．鼻づまりのときはペパーミントや和薄荷とブレンドして，ティーカップから立ち上る香りを吸入しながら服用すると効果的です．なお，細菌性の副鼻腔炎には免疫系を賦活するエキナセアのハーブティーを服用します．

❁ アロマセラピー

花粉症・アレルギー性鼻炎の予防に

- ユーカリ
- 青森ヒバ
- 木曽ヒノキ
- ペパーミント
- 和薄荷

室内にはおよそ100種のダニが生息し，人を刺すことで皮膚炎を起こすツメダニ類や，人のフケやアカ，カビや食べかすを餌にして繁殖するチリダニ類，食品とともに体内に入りアレルギーを起こすコナダニ類などが存在します．この中でも多いのがチリダニ類で，死骸や糞は人が歩くときに舞い上がり，それを吸引することでアレルギーを引き起こします．チリダニ類は高温（20～30℃），多湿（相対湿度60～80％）の条件下で繁殖します．これに対して樹木系の精油は抗ダニ作用をもち，特にユーカリの1,8-シネオールやユーデスモール（オイデスモール），青森ヒバのツヨプセン，木曽ヒノキのカジノールなどの精油成分は高い殺ダニ作用を発揮します．

また，ペパーミントの精油に含まれるメントールは冷感受容体TRPM8に，ユーカリの精油に含まれるユーデスモール（オイデスモール）は冷感受容体TRPA1に作用し，清涼感をもたらします．このため，花粉症やアレルギー性鼻炎の予防には，ユーカリやペパーミント，青森ヒバや木曽ヒノキなどの精油を用いた芳香浴や蒸気吸入が効果的です．ペパーミントや和薄荷の精油は鼻づまりに最も効果的ですが，蒸気吸入の際にいきなり吸い込むと，メントールの作用で気道の収縮やけいれんを引き起こす可能性があるので注意が必要です．

高純度のワセリン（サンホワイト）2gにペパーミントか和薄荷の精油を1滴たらしてよく混和したものを，鼻腔や鼻の入口に少量塗布するのも効果的です．また，入浴時に自然塩40～50gに青森ヒバや木曽ヒノキの精油4～6滴をたらしてよく混ぜ，バスソルトとして用いる方法もあります．気分がうっとおしいときには，無香料のシャンプー10mLに，ペパーミントや和薄荷の精油を2滴たらしてメントールシャンプーを作り洗髪すると爽快感が得られます．

第2章 領域別のアロマ＆ハーブ療法

🧴 カタル症状によるほてりに

- 高知ユズ
- オレンジ

花粉症のカタル症状で首から上が熱くほてっている場合は高知ユズやオレンジの精油を用いて足浴を行い，頭寒足熱の状態にすると楽になります．

❀ 生活指導

花粉症やアレルギー性鼻炎の症状は，くしゃみ，鼻水，鼻閉や目の充血・かゆみなどですが，患部だけでなく身体全体の免疫機能障害と捉え，体内環境と体外環境（生活環境など）の両方に配慮します．

❶ 食生活

清涼飲料水の摂取を控えます．これは身体を冷やすことで免疫系に負担をかけることと，過剰な糖分が炎症を長引かせるためです．アレルギー症状が激しいときは加工油脂や乳製品も控えます．詳しくは「抗炎症食」(p.79)と「デトックス（解毒）プログラム」(p.64)を参考にしてください．

❷ 生活環境

室内をフローリングにするなどして，拭き掃除をこまめに行います．また室内でのカビの繁殖や飛散に注意します．ただし，強力なカビ取り剤がアレルギーを引き起こすこともあり，あまり神経質になるのもよくありません．風が強くて晴れた日など花粉が飛散しやすいときは外出を控えたり，マスクを装着します．その際にユーカリやペパーミントの精油をマスクの外側に1滴たらしたり，アロマスティック（スティック型の携帯用芳香器）にたらして持ち歩くのもよい方法です．

症例紹介

主訴 花粉症

患者さんは24歳の女性で，販売員です．成人するまでまったく病気とは縁がなかったのですが，20歳を過ぎて突然，花粉症にかかりました．それ以来，毎年春先からくしゃみや鼻づまりがひどくなり，夏まで続きます．ドラッグストアで抗ヒスタミン薬を購入して服用していましたが，眠気や集中力不足になるので植物療法でなんとか対処したいと思い相談されました．

レシピ

ハーブティー
- エルダーフラワー　　1 g
- ペパーミント　　　　0.5 g

吸入
- ユーカリ (1,8-シネオール70%以上含有)

経　過 清涼飲料水の摂取を控え，エルダーフラワー1gとペパーミント0.5gのブレンドハーブティーを1日3～6杯服用することにしました．その際に，ティーカップから立ち上るメントールの香りを鼻から意識的に吸入します．外出時にはアロマスティック（スティック型の携帯用芳香器）に，1,8-シネオールを70％以上含有するユーカリの精油をたらして携帯し，鼻がむずむずしたら鼻腔の入口にあてて吸入します．仕事中心の生活スタイルなので，野菜不足や睡眠不足に注意してゆとりある生活を心がけたところ，植物療法を開始して2年目から症状はほぼ消失しました．

主　訴 アレルギー性鼻炎
患者さんは16歳の男子高校生です．小さいころからアレルギー症状があり，水泳のあとには必ず中耳炎や耳痛を起こしました．くしゃみ，鼻水，鼻づまりが年間を通して続き，このままでは受験勉強に集中できないと，母親が心配して植物療法を実践したいと希望されました．

レシピ
ハーブティー
🌱 白樺　　2g
サプリメント
　　インカインチ油（ω3系脂肪酸含有植物油）

経　過 いままでは牛乳を水代わりに飲み，母親の仕事の都合で夕食が夜9時過ぎになるので，夕食までの間に加工食品をかなり食べていました．そのため，間食用に母親がおにぎりを作り置きし，急須に白樺のお茶を入れておいて，空腹のときはそれらで満たすようにしました（はじめはネトルを勧めましたが，飲みにくいということで白樺に変更しました）．本人，家族ともに肉料理が好きですが，なるべく野菜も一緒にとるようにして，料理用のサラダ油をインカインチ油に変えました．また，牛乳は1日200mLに制限しました．秋から植物療法を始めましたが，翌年の春にはアレルギー性鼻炎の症状が例年より軽くなり，効果を実感しました．

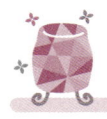

アトピー性皮膚炎

　アトピー性皮膚炎や後述する関節リウマチへの対処の仕方には，いくつかの共通点があります．まず，遺伝的要因とストレスや食事などの環境的要因が複雑に絡み合って発症しているため，その対処にはライフスタイル全体の見直しが必要になります．次に季節などにより増悪と寛解を繰り返すため，治療の目標を完全治癒ではなく，日常生活に支障のないレベルに症状をコントロー

ルすることに置きます．このレベルは性別や年齢，職業や価値観によって異なります．そしてステロイド剤や免疫抑制薬などの強力な医薬品によって炎症を抑えることができる一方で，それらの長期連用には副作用のリスクが伴うことに注意が必要です．そのため状況によっては，薬物療法を視野に入れながらライフスタイルの改善と植物療法による対処を基本とし，長期的に腰を据えて治療に取り組むことが大切です．

アトピー性皮膚炎や関節リウマチなどの原因は明らかではありませんが，次の3つが絡み合って慢性の炎症を招いているものと考えられています．

> ❶高脂肪，高タンパク，糖分過剰の食生活による血中の過酸化物やAGE（最終糖化産物），窒素化合物などの生成
> ❷高脂肪食などによる腸管の粘膜透過性の亢進に伴う細菌やエンドトキシン（内毒素），食事由来の抗原の流入
> ❸ストレスや睡眠不足，冷えなどによる免疫への負荷が招く免疫機能障害

❶については食生活の改善や抗酸化作用，抗糖化作用，強肝作用などを有する植物化学（フィトケミカル）成分の摂取が有効です．❷についてはプレバイオティクスやプロバイオティクスによる腸内環境の改善が有効です．ビフィズス菌などによる発酵によって生じる短鎖脂肪酸の酪酸は腸管上皮細胞のエネルギー源となり，新陳代謝を高め，転写因子NF-κBを阻害して炎症を鎮めます．また腸内細菌はムチンの産生を高め，IgA（免疫グロブリンA）を産生してバリア機能を高めます．さらにヘルパーT細胞のTh1とTh2とのバランスを調整して炎症を鎮めます．❸についてはストレスマネジメントや十分な睡眠，保温や鼻呼吸の徹底，冷たい飲料の禁止などが有効です．なお，関節リウマチに対しては茶剤（ハーブティー）やカプセル剤などの内服とともに，入浴剤による局所への温熱療法や，リニメント剤，酒精剤などを用いた塗擦などの外用も行われます．

アトピー性皮膚炎や関節リウマチに対して，植物療法では伝統的に「抗悪液質治療薬（血液浄化薬）」と称されるネトルの葉やダンディライオンの根が用いられます．

❶ ネトルの葉

ネトルの葉はフラボノイドのクエルセチンとクロロフィル（葉緑素），それにミネラルのケイ素を豊富に含みます．クエルセチンは転写因子NF-κBを阻害し，マスト細胞からのヒスタミンの遊離やロイコトリエンの生成を抑制して炎症を防ぎます．またクエルセチンは，ヒアルロニダーゼ（ヒアルロン酸分解酵素）を阻害して軟骨や結合組織の損傷を防ぎ，炎症性サイトカインによって誘起される破骨細胞分化因子のRANKL（receptor activator of nuclear factor-κB ligand）による骨の破壊を防ぎます．さらに，クエルセチンそのものが腸管のバリア機能を増強することも明らかになっています．クロロフィルはダイオキシンのような脂溶性の有害物質の排出を促し，またカルシウムと親和性の強いケイ素は骨や結合組織を強化し免疫系を賦活します．このように，ネトルはさまざまなメカニズムで慢性炎症を防ぐとともに，免疫系と骨代謝系のネットワークを調整し，アトピー性皮膚炎や関節リウマチを予防します．

❷ ダンディライオンの根

　ダンディライオンの根は水溶性食物繊維のイヌリンや，苦味質のタラキサシン，それにフィトステロールのタラキサステロールを含みます．イヌリンはプレバイオティクスとして働いて腸内環境を改善し，腸管透過性の亢進を抑制します．また，腸内環境を改善することによって細菌由来のβ-グルクロニダーゼの産生を抑制し，脂溶性の有害物質の腸肝循環を阻害します．タラキサシンやタラキサステロールは肝機能を高め，脂質代謝を改善します．このようにダンディライオンはさまざまなメカニズムで肝・胆と腸管との機能の連携を手助けし，代謝系と免疫系のネットワークを調整してアトピー性皮膚炎や関節リウマチを予防します．

　ネトルやダンディライオンはハーブティーとして服用するのが基本ですが，食品として丸ごと摂取する方法もあります．たとえばネトルをパウダー（粉末剤）にして食卓に常備し，料理にふりかけたり，ネトルスープやネトル粥にします．ダンディライオンもきんぴらゴボウのようにして調理したり，炊飯時に混ぜて炊き込む方法もあります．また，ダンディライオンの根を軽く焙じて淹れるお茶は「タンポポコーヒー」の名で親しまれています．カフェインの摂り過ぎは肝臓や腎臓に負担をかけますが，カフェインを含まないタンポポコーヒーを代用すれば肝機能を高めることができます．

【アトピー性皮膚炎のスキンケア】

　アトピー性皮膚炎のスキンケアのポイントは保湿にあります．健康な皮膚では皮脂腺から分泌される皮脂と汗腺から分泌される汗が自然に乳化し，天然の皮膜となって皮膚の表面を覆います．このため不感蒸泄（発汗とは別に皮膚や気道から蒸散する水分）が抑えられ，結果として保湿され皮膚の潤いが保たれます．ところがアトピー性皮膚炎の場合は皮脂膜がうまく作れないため皮膚が乾燥し，刺激を受けやすくなってかゆみが生じます．このため，皮脂膜に代わる何かで皮膚を保護する必要があります．

　アトピー性皮膚炎では皮膚が過敏になっているため，できるだけ刺激の少ないもの，つまり皮膚と親和性の高いものが望まれます．マカデミアナッツの種子を圧搾して得たマカデミアナッツ油は，パルミトオレイン酸を20％含んでいます．ヒトの皮膚はトリグリセリドやワックスで構成されていて，その脂肪酸のおよそ20％をパルミトオレイン酸が占めます．したがって，マカデミアナッツ油は皮脂に性質が近いといえます（パルミトオレイン酸は特異な脂肪酸で，マカデミアナッツ油以外にパルミトオレイン酸を1％以上含んでいる植物油はほとんどありません）．またマカデミアナッツ油は，全脂肪酸の60％を占めるオレイン酸と20％を占めるパルミトオレイン酸がいずれも単価不飽和脂肪酸であるため，酸化に強いという特徴があります．

　一方，汗に代わるものとしてはハーブの浸剤などでもよいのですが，敏感な皮膚には刺激となるリスクを避け，ローズウォーター（バラの芳香蒸留水）を用います．ローズウォーターは弱酸性（pH 6程度）で収れん性をもち，溶存している精油の70％を占めるフェニルエチルアルコールは抗不安作用をもちます．

冬季に肘や踵などにみられる強度の乾燥には，植物療法ではありませんが精製した白色ワセリンであるサンホワイト®（またはプロペト®）を塗布します．ワセリンは皮膚から吸収されませんが，皮膚の表面を覆って不感蒸泄を防ぎエモリエント（柔軟化）効果をもたらします．また，サンホワイト®は精製度が高いので敏感肌にも刺激を与えないのが利点です．なお，ステロイド剤はなるべく使用しないことを目標にしますが，保湿剤についても最終的には使用しないこと，つまり生体防御機能によって賄うことを目標にします．

メディカルハーブ

アトピー体質の改善に

- ネトル
- ダンディライオン
- 白樺
- ローズヒップ

アトピー体質の改善には，ネトルやダンディライオンのハーブティーを継続して服用します．花粉症などのアレルギーがある場合はネトルを，便秘など腸に不調がある場合はダンディライオンを優先します．ネトルの風味が飲みにくい場合は，白樺とローズヒップのブレンドで代用します．

炎症の緩和に

- ジャーマンカモミール
- ペパーミント
- 緑茶（煎茶）
- カチャマイ茶

炎症を和らげるには，抗炎症作用をもつジャーマンカモミールのハーブティーを継続して服用します．ハーブティー1杯にジャーマンカモミール3gを使用します．風味が飲みにくい場合はジャーマンカモミールの量は減らさずに，ペパーミントや緑茶（煎茶）を適量ブレンドして飲みやすくします．また，ジャーマンカモミールはローション剤などとして外用でも用いられますが，肉芽形成を促すため，かゆみを感じることがあるので注意します．

なお，アルゼンチンの薬剤師であるドン・グレゴリオ氏が処方したカチャマイ茶（ジャーマンカモミール，ペパーミント，フェンネル，ポレオ，コリアンダー，ペペリナの6種のブレンド）が日本でも入手できるので，このブレンドハーブティーを継続して服用するのもよい方法です．

脂肪酸バランスの改善に

- ヘンプ油
- インカインチ油
- イブニングプリムローズ（月見草）油

脂肪酸バランスの改善には，ω3系脂肪酸であるαリノレン酸を補給する方法と，ω6系脂肪酸であるγリノレン酸（GLA）を補給する方法があります．前者ではヘンプ（麻の実）油を1日10g，またはインカインチ（アマゾングリーンナッツ）油を1日5g摂取し，後者ではイブニングプリムローズ（月見草）油500mgのオイルカプセル（GLAとしておよそ45mg含有）

を1回2カプセルで1日3回食後に服用します．効果が発現するまで1～3ヵ月を要します．

✿ アロマセラピー

皮膚の常在菌のバランスを整える

- ラベンダー
- ティートリー

　一般にアトピー性皮膚炎では，患部表皮の黄色ブドウ球菌が増殖しています．そこでラベンダーやティートリーなどの抗炎症作用や抗菌作用をもつ精油の製剤を外用で用いる方法がありますが，皮膚が敏感であるため症状を悪化させたり，接触皮膚炎を併発するリスクがあるので注意が必要です．

ストレスを緩和して皮膚の乾燥を防ぐ

- ラベンダー
- ローマンカモミール
- 高知ユズ

　患部への直接的な活用法とは別に，精油の心理作用を活用して，症状の引き金や，増悪因子となっている対人ストレス，症状が容姿に与えるストレスなどを和らげることを目的に活用する方法もあります．

　脳（中枢神経）と皮膚は発生学的にはどちらも外胚葉由来であり，脳と皮膚は神経を介して密接につながっています．香りで精神的なストレスを緩和することで，皮膚からの不感蒸泄が少なくなることが明らかになっています[1]．つまり，アロマセラピーでストレスを和らげることによって，皮膚の乾燥を防ぐことができるのです．また精油を使わないマッサージやタッチでも，快い触覚刺激が精神神経免疫学的に作用し，皮膚の状態を改善するにはとても効果的です．入浴もストレスを解消するとともに，肌の新陳代謝を促し，自律神経系を鍛える効果があります．昔から湯治の対象に皮膚病があるのはこのためです．入浴時にラベンダーやローマンカモミール，高知ユズなどの精油4～6滴を自然塩40～50ｇに滴下し，よく混ぜてバスソルトとして用いるとよいでしょう．

皮膚・粘膜の損傷の修復を早める

- カレンデュラ油

　カレンデュラの花弁を植物油に漬け込んで製したカレンデュラ油を，外用で用いる方法もあります．カレンデュラの成分であるカロテノイドやトリテルペンアルコールが，皮膚や粘膜の損傷の修復を促します．

アトピー性皮膚炎のスキンケアに

- ローズウォーター
- マカデミアナッツ油
- ヘンプ油

アトピー性皮膚炎のスキンケアは，清潔にした皮膚に，まずローズウォーターを十分に保水させ，次にマカデミアナッツ油を薄く延ばして塗布します．マカデミアナッツ油をあまり多量に用いると，自然な皮脂の分泌を妨げるので注意します．マカデミアナッツ油の代わりにω3系脂肪酸のαリノレン酸を20％含むヘンプ（麻の実）油を使う方法もありますが，ヘンプ油は酸化しやすいので，その場合は酸化防止の意味を兼ねてビタミンEを含む小麦胚芽油をヘンプ油に10％ほどブレンドします．植物油を使いたくない場合は，ローズウォーターに植物性グリセリンを1〜5％ほど混和したグリセリンローズウォーターをスキンケアに用いる方法もあります．グリセリンも皮脂に含まれる成分であるため，量を使い過ぎない限りは刺激にはなりません．

生活指導

日常的に食生活に注意し，心身の安静を保ちます．ポイントはジャンクフードや冷たい飲料を避け，鼻呼吸を徹底し，夜12時前には就寝することです．

❶ 食生活

成人型アトピーでは，一般に一つひとつの食材について厳格な除去食を行う必要はありません．それよりも高脂肪食を避け，症状が重いときは牛乳などの乳製品も控えます．その一方で，腸内環境を改善する味噌汁や納豆などの発酵食品をとります．食生活については後述する「抗炎症食」（p.79）を参考にメニューを組み立てます．

❷ 運動と休養

散歩やウォーキングなど，適度な運動は気分転換になり，適度に汗をかくことは皮膚の調節機能を鍛えることになります．入浴も同じようにストレスの解消には有用ですが，高温での入浴は皮膚に刺激を与えるので避けます．また，石けんの使用は皮脂を過度に奪い，皮膚の常在菌にも悪影響を与えるので控えめにし，症状が重い場合は使用を控えます．さらに，身につける下着や衣類の素材に注意したり，睡眠中に掻いて皮膚を傷つけないよう寝る前に爪を切るなど，日常生活できめの細かい配慮を継続します．なお，アトピー性皮膚炎ではステロイド外用剤による副作用のリスクが問題になりますが，ステロイド剤を「使う」「使わない」といった2分法ではなく，寛解期は植物療法で対処し，増悪期にはステロイド剤の使用も視野に入れます．その場合でもステロイド剤の強さのランクを選んだり，アンテドラッグ（吸収後に活性が低下する製剤）を使用するなど，きめ細かい対処を行います．

4 アレルギー・免疫科領域の植物療法

> ### 症例紹介
>
> **主訴** アトピー性皮膚炎
>
> 患者さんは20歳の女性で，大学に通っています．祖父がアトピー体質で，本人も小さいころからアトピー性皮膚炎に悩まされています．大学入学後に下宿生活になってから，皮膚の乾燥やそれに伴うかゆみ，月経痛がひどくなりました．生活は夜型で，ステロイド軟膏の副作用を恐れる一方で，手放せない状態が続いています．
>
> **レシピ**　ハーブティー
> - カチャマイ茶
>   （ジャーマンカモミール・ペパーミント・フェンネル・ポレオ・コリアンダー・ペペリナの6種のブレンド茶）
>
> サプリメント
> - イブニングプリムローズ（月見草）油
>
> **経過** 冷たい飲料とジャンクフード，睡眠不足の3つを避けることを目標にしました．そのため本人の好きなコーラや酒類は控え，アルゼンチンのブレンドハーブであるカチャマイ茶（ティーバッグ）を1日2〜3回服用することにしました．増悪時には1回にティーバッグを2つ用いました．また夜12時前には就寝することを目標にしました．入浴時はボディシャンプー（ボディソープ）の使用は避け，必要最低限の石けんの使用で洗い過ぎないようにしました．ステロイドについては成分によって強弱のランクがあるので，薬剤師に相談して状況に応じて使い分け，症状を上手にコントロールすることを理解してもらいました．月経痛もつらいとのことで，イブニングプリムローズ（月見草）油を1回500 mg，1日3回毎食後（増悪時は1回1,000 mgを1日3回毎食後）に服用しました．植物療法を始めて2ヵ月を過ぎたころから皮膚の状態やかゆみ，月経痛も軽快しました．

関節リウマチ

メディカルハーブ

抗悪液質の改善に

- ネトル
- ダンディライオン
- 白樺

前述したように，関節リウマチに対して，植物療法では伝統的に「抗悪液質治療薬（血液浄化薬）」と称されるネトルの葉やダンディライオンの根が用いられます．ネトルが飲みにくい場合は白樺で代用します．

抗炎症・鎮痛に

- デビルズクロウ
- キャッツクロー

関節リウマチや関節炎などに特異的に用いられるハーブに，南アフリカ産のデビルズクロウとペルー・アマゾン産のキャッツクローがあります．デビルズクロウはコイ族やバンツー族によって，キャッツクローはケチュア族やアシャニンカ族などの先住民によって伝えられた伝統的な薬用植物です．

デビルズクロウの貯蔵根（塊茎）はイリドイド配糖体のハルパゴシドを含み，リポキシゲナーゼを阻害して消炎・鎮痛作用をもたらします．安全性の高いハーブですが，強い苦味をもつため胃潰瘍には禁忌となります．また，キャッツクローの根はオキシインドールアルカロイドのミトラフィリンなどを含み，免疫系を調整して消炎・鎮痛作用をもたらします．

組織の損傷の修復を早める

- スギナ
- ネトル
- ローズヒップ

スギナはケイ素を最も多く含む植物として知られています．ケイ素はコラーゲンやエラスチンと協働して結合組織を維持し，また白血球の活動を賦活して組織の損傷の修復を促します．そのため，スギナは内用と外用で用いられますが，内用ではハーブティーとして服用したり，スギナとネトルを等量ずつ粉砕し，パウダーにしたものを1日合計3g摂取する方法もあります．ローズヒップもビタミンCやクエルセチンを含むため，関節リウマチに用いられます．この場合もハーブティーとして服用したり，粉砕したパウダーを1日合計5g摂取します．

脂肪酸バランスの改善に

- ヘンプ油
- インカインチ油
- イブニングプリムローズ（月見草）油

脂肪酸バランスの改善には，ω3系脂肪酸であるαリノレン酸を補給する方法と，ω6系脂肪酸であるγリノレン酸（GLA）を補給する方法があります．前者ではヘンプ（麻の実）油1日10g，またはインカインチ（アマゾングリーンナッツ）油1日5gを摂取し，後者ではイブニングプリムローズ（月見草）油の500mgのオイルカプセル（GLAとしておよそ45mg含有）を1回2〜4カプセルで1日3回食後に服用します．

❁ アロマセラピー

関節リウマチの外用には，精油を用いての湿布剤や入浴剤による温熱療法と，リニメント剤や酒精剤の塗擦による刺激療法があります．温熱療法は，患部を温めることで末梢血管の拡張や血

流の増加，それに代謝の亢進や結合組織の伸張性の増大を図る療法のため，心疾患や出血傾向，意識障害がある場合は禁忌になります．刺激療法は，温熱や刺激物などの物理的，化学的刺激によって生体の反応性や抵抗力の増大を図る療法です．

　温熱療法には，全身浴や部分浴，温湿布や温罨法(おんあんぽう)などがあります．関節リウマチには温熱療法と塗擦刺激の併用が大変効果的で，温熱療法のあとに塗擦の順で行います．また，入浴の温度はやや熱いと感じる温度とし，10～15分間入浴します．バスソルトの基剤には，通常の食塩ではなく，海塩などの自然塩を用います．刺激療法は，リニメント剤（マッサージオイルなど）や酒精剤などを塗擦して行います．

関節リウマチ・神経痛に用いられる精油

- 北海道モミ
- 筑後樟脳
- ローズマリー
- ゼラニウム
- セントジョンズワート油
- ラベンダー

　患部の抵抗力の増強には北海道モミ，鎮痛には筑後樟脳を，血行促進にはローズマリーを，消炎にはゼラニウムを用います．パック剤として，セントジョンズワートの花弁を植物油に漬け込んで製したセントジョンズワート油やクレイを用いる方法もあり，その場合はパックの上から布で覆います．このほかに関節リウマチや神経痛に対しての伝統的な処方として，ネトル（ハーブ）の外用チンキを用いた塗擦や，スギナ（ハーブ）の煎剤を用いた部分浴があります．なお，急性の炎症にはラベンダーの精油を用いた冷湿布を行います．

🌸 生活指導

　関節リウマチの生活指導では安静と保温を徹底し，食生活を改善することが基本になります．

❶ 食生活

　高タンパク・高脂肪食や乳製品を控え，プロバイオティクスである味噌や納豆などの発酵食品をとります．食生活については後述する「抗炎症食」(p.79)を参考にメニューを組み立てます．

❷ 運動と休養

　可能であれば，翌日に疲れや痛みが残らない程度のエアロビック（有酸素）運動を行います．清涼飲料水は身体を冷やし，炎症を悪化させる糖分を多量に含むので厳禁とします．夏季も冷房の冷風が直接，身体に当たるのを避け，秋～冬季は衣服を重ね着するなどして身体が冷えるのを防ぎます．年間を通して腹巻きや湯たんぽを利用するのもよい方法です．湯たんぽは電気式のものは避け，主に太ももの前面を温めます．入浴は積極的に行い，患部を温めるとともに，浮力を利用して関節の可動域を広げます．関節リウマチはストレスや精神状態の影響を強く受けるので日常的にストレスコントロールを行い，気持ちを前向きにして生活することが大切です．

症例紹介

主訴 関節リウマチ（軽度）

患者さんは66歳の女性です．6年前に退職し，現在は趣味でガーデナーをしています．3年ほど前から手や膝に痛みを感じるようになり，特に冬季は手指のこわばりがひどくて身の回りのことができない状態になります．病院で診察を受けたところ，軽い関節リウマチといわれました．ハーブティーは嫌いということで，サプリメントの服用を希望しました．

レシピ　リニメント（塗擦）剤
　　　　　ローズマリー　　　　　2滴
　　　　　ラベンダー　　　　　　2滴
　　　　　マカデミアナッツ油　　10 mL
　　　　　ウォッカ（40度）　　　10 mL
　　　　　（比率はこのままで使用量により適宜増量）
　　　　　＊痛みが激しいときは，北海道和薄荷2滴，筑後樟脳2滴に変更可能
　　　　サプリメント
　　　　　ネトルフリーズドライカプセル

経過 手指のこわばりには，水道からやや熱めのお湯を流して患部にあて，温まったあとにローズマリーとラベンダーの精油をブレンドしたリニメント剤を塗擦します．リニメント剤の作り方は，まずマカデミアナッツ油に精油を希釈し，そのあとウォッカを加え混和します．使用時にはよく振り混ぜるようにします．痛みが激しいときは北海道和薄荷と筑後樟脳の精油をブレンドして用います．ネトルのサプリメントは毎食後に1カプセルを服用します．季節や天候などで症状が変化するので効果の判定は困難ですが，およそ3ヵ月を過ぎるころから痛みが和らぎ，手や膝の可動域が広がりました．本人にはガーデニングで手や膝に負担をかけないように，また冷えや湿気に注意するように伝えています．

文献

1) Fukada M et al.: Effect of "rose essential oil" inhalation on stress-induced skin-barrier disruption in rats and humans. Chem Senses, 37: 347-356, 2012.

4 アレルギー・免疫科領域の植物療法

Column　抗炎症食

　現代人の食生活の状況は従来のカロリー摂取を目的とした「飢えを防ぐ栄養学」から，カロリーはむしろ控え，健康長寿を目的とした「飽食の時代の栄養学」への変更が求められています．そのためには，抗酸化作用や抗糖化作用をもつ植物化学（フィトケミカル）成分を日常的に摂取して慢性炎症を防ぎ，老化を制御することが必要です．したがって，「飽食の時代の栄養学」は「フィトケミカル栄養学」ともいえます．ここでは，抗炎症食という視点で食生活のポイントを提示します．

基本的な考え方

❶ **油や砂糖だけでなく総摂取エネルギーを削減する**
　全ての食べ物は代謝系の仕事を増やします．「身体に良い食べ物をとる」という発想を改め，「余計な物を食べない」ことを目指します．動物性食品を摂取する際は，必ず食物繊維やフィトケミカル成分を含んだ野菜やハーブとセットにし，ベジ・ファースト，つまり野菜を先に食べます．スイーツを食べる際も同様に，必ずハーブティーと一緒にとります．

❷ **化学物質（工業製品）を口に入れないようにする**
　農薬や保存料，着色料，着香料などの食品添加物，それに一部の食品に混入している抗菌薬やホルモン製剤などの化学物質（人が工業的に合成した物質）は代謝の過程で活性酸素を発生し，酸化障害をもたらします．それに対して植物が生合成した天然物（野菜や果物，それに含まれる色素成分や芳香成分など）は抗酸化作用をもち，代謝系に負担をかけません．

❸ **栄養素はサプリメントではなく食事で摂取する**
　食品に含まれるビタミンやミネラル，それにフィトケミカル成分は互いに相乗効果を発揮します．したがって栄養素の摂取は食事で多様な成分を丸ごと摂ることを基本にし，それでも不足する成分についてはサプリメントで摂取します．なお，サプリメントを利用する際には品質をチェックし，過剰摂取に注意します．

摂取を控えるもの

❶ **マーガリンやショートニングなどの加工油脂**
　トランス脂肪酸は心血管系に悪影響をもたらします．

❷ **ハンバーガーやポテトチップスなどのスナック菓子**
　高カロリー，高脂肪で肥満や炎症体質を招きます．

❸ **缶コーヒーやコーラなどの清涼飲料水**
　身体を冷やし，吸収の速い液糖が耐糖異常を招きます．

❹ **（過剰な）牛乳やヨーグルトなどの乳製品**
　乳脂肪や異種タンパクがアレルギーや免疫異常をもたらします．

❺ **冷酒や缶酎ハイなどの合成アルコール飲料**
　身体を冷やし，アルコールや液糖が代謝異常をもたらします．

❻ **人口甘味料やカロリーフリー（ノンカロリー）飲料**
　代謝系や免疫系に機能障害をもたらすリスクがあります．

❼ **サフラワー（ベニバナ）油やサラダ油などの高リノール酸油**
　リノール酸などのω6系脂肪酸は炎症体質を招きます．

❽ **不必要な医薬品や特定保健用食品**
　化学物質は肝臓や腎臓など代謝系に負担をもたらします．

食生活指針

❶ **主食はパンではなくごはん（和食）にして，毎日最低1回はごはんをしっかり食べる**
　（主食がパンだと，必然的に糖質や脂質の摂取が増えてしまいます．また，ごはん食はパン食に比べて腹もちがよいので，スナック類などの間食を減らせます）

❷ **おかずは旬の野菜や魚を中心にして，お腹がすいたら季節の果物などを食べる**
　（お肉や乳製品など，動物性食品のとりすぎは炎症体質を招きます．また，ポテトチップなどのスナック類やファストフードなどの加工食品もできる限り控えます）

❸ **味噌汁（ワカメや豆腐など）や納豆などの大豆発酵食品を積極的にとる**
　（豆腐などの大豆加工食品はイソフラボンを含みホルモン分泌を調整するとともに，味噌や納豆などの大豆発酵食品はビフィズス菌などを増やし腸内環境を整えます）

❹ **菓子などの加工食品を買うときはラベルをよく見て添加物などの少ないものを選ぶ**
　（過剰な糖質や脂質，それにトランス脂肪酸を含むマーガリンやショートニングを摂取しないように気をつけます．なるべく合成着色料や合成甘味料不使用のものを選びます）

❺ **肉やケーキなどのスイーツは「ごちそう」と考え，週1～2回に控える**
　（なるべく質のよいものを選び，肉を食べるときは必ず野菜やハーブとセットで，スイーツを食べるときはハーブティーとセットでとるようにします）

5 泌尿器科領域の植物療法

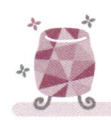

泌尿器系機能障害

　中高年の女性に多い過活動膀胱（過敏膀胱）や頻尿，同じく中高年の男性に多い良性前立腺肥大などは，主に加齢に伴う自律神経−内分泌系の応答不調によって生じる機能障害と捉えることができます．良性前立腺肥大は頻尿や尿意切迫感，残尿感などを伴い，60歳で60％，70歳で80％の男性にみられるほど一般的な症候です．ところが，医薬品による治療ではうまくいかないケースも多く，欧米ではソウパルメットが第一選択になることがよくあります．器質的疾患には植物療法より西洋医学が勝りますが，軽度の機能的疾患では植物療法が勝るか，あるいは同等でも植物療法のほうが有害作用が少ないというのが一般的な傾向といえます（表2-3）．

　後述しますが，クミスクチンやネトル，スギナなどの利尿系のハーブは尿の量を増やすだけでなく，加齢に伴って低下する腎臓や膀胱，尿道などの泌尿器のトーヌス（ストレスや刺激に対する生体側の応答性，張力）を高めます．たとえば，クミスクチンは尿量だけでなく，ナトリウムや尿酸などの窒素化合物の排泄を高めます（表2-4）．また，泌尿器のトラブルは不安や抑うつをもたらすことが多く，そのことが疾患からの回復を遅らせるため，パッションフラワーやセントジョンズワートなどの向精神性ハーブを用いることもあります．

表2-3　ソウパルメットとフィナステリドの比較臨床試験

	ソウパルメット	フィナステリド
国際前立腺症状スコア	−37％	−39％
QOL改善度	＋38％	＋41％
尿量	＋25％	＋30％
前立腺の肥大の大きさ	−6％	−18％
PSA	変化なし	−41％

性機能スコアでは，ソウパルメットのほうがフィナステリドより有益で，性欲の減少やEDの訴えが少なかった．
(Carraro JC et al.: Comparison of phytotherapy (Permixon®) with finasteride in the treatment of benign prostatic hyperplasia: a randomized international study of 1,089 patients. Prostate, 29: 231-240, 1996)

表2-4 クミスクチンの葉のエタノール抽出物の利尿・塩分排泄・尿酸排泄作用

摂取サンプル	尿 量 (mL/24h per kgラット)	ナトリウム (mEq/2h per kgラット)	カリウム (mEq/2h per kgラット)	尿 酸 (mg/24h per kgラット)
水	32.41	3.56	0.55	3.72
フロセミド	80.61	4.45	2.51	—
クミスクチン (50%エタノール抽出物)	41.19	5.72	1.14	6.98
クミスクチン (70%エタノール抽出物)	28.87	4.59	0.85	4.96

(Olah NK et al.: Phytochemical and pharmacological studies on Orthosiphon stamineus Benth. (Lamiaceae) hydroalcoholic extracts. J Pharm Biomed Anal, 33: 117-123, 2003)

🌸 メディカルハーブ

🌱 排尿障害，頻尿，尿漏れなどの予防に

- クミスクチン
- ネトル
- スギナ

泌尿器系の機能を調整し，排尿障害や頻尿，尿漏れなどを予防するハーブには，クミスクチンやネトル，スギナなどがあります．クミスクチンはカリウムを豊富に含み，腎臓の機能を高めるため，東アジアでは「腎臓のお茶」として知られています．ネトルは利尿作用が顕著で，カリウムやケイ素を含み，血液浄化や抗悪液質作用をもちます．スギナは数あるハーブの中でもケイ素を最も多く含むハーブで，結合組織を強化します．なお，ネトルが飲みにくい場合は白樺で代用します．

🌱 良性前立腺肥大，前立腺炎に

- ソウパルメット

良性の前立腺肥大や前立腺炎には，ソウパルメットが第一選択になります．ソウパルメットは，男性ホルモンのテストステロンを活性型のジヒドロテストステロンに変換する酵素である5α-リダクターゼを阻害し，かつジヒドロテストステロンと前立腺受容体との結合を阻害します．さらにリポキシゲナーゼやシクロオキシゲナーゼを阻害したり，鎮痙・消炎作用などのさまざまなメカニズムで症状を改善します．ソウパルメットは脂肪酸やフィトステロールが主要な成分であるため，ハーブティーではなくサプリメントで服用します．

🌱 過活動膀胱，頻尿に

- パンプキンシード

パンプキンシードはペポカボチャの完熟した種子を乾燥したもので，男性，女性ともに過活動膀胱や頻尿に用います．種子は脂肪酸やフィトステロールに加え，ビタミンEやセレンを含有しています．

第2章 領域別のアロマ＆ハーブ療法

🌱 患部の不快感に

- ジャーマンカモミール
- パッションフラワー

患部の不快感やつらさが激しいときは，ジャーマンカモミールとパッションフラワーを等量ずつブレンドしたハーブティーを服用します．

🌱 尿漏れに

- セントジョンズワート
- ローズ
- セージ

尿漏れにはセントジョンズワートを用います．セントジョンズワートは抑うつを改善するとともに，神経系を介してあせりや不安などの症状を改善します．同じく尿漏れに，抗不安作用と収れん作用を期待してローズとセージを等量ずつブレンドして服用する方法もあります．

🌸 アロマセラピー

泌尿器のトラブルによる気分低下に

- 高知ユズ
- ベルガモット

気分がふさぎこんでいるときは，高知ユズやベルガモットなど柑橘系の精油の香りを嗅ぎながら深呼吸を行います．

女性の過活動膀胱に

- クラリセージ
- ゼラニウム
- ラベンダー

女性の過活動膀胱には，自律神経–内分泌系の調整効果に優れるクラリセージやゼラニウムの精油を用いて，下腹部に10分間ほど温湿布を行います．温湿布は，洗面器にやや熱いお湯を入れ，精油2滴を加えてよくかき混ぜたものを湿布液とし，そこにタオルをつけて絞ったものを用います．夜間の頻尿には眠りの質を高めるため，同様のやり方でラベンダーの精油を使って温湿布を行います．温湿布は10分間程度にして，身体が冷えてしまわないよう気をつけて行います．

クラリセージやゼラニウム，ラベンダーの精油を用いて入浴（全身浴や部分浴）を行うのも身体を温めるのでよい方法です．バスタブに4〜6滴たらし，15分間ほど入浴します．

尿漏れに

- セントジョンズワート油

尿漏れには，セントジョンズワートの花弁を植物油に漬け込んで製したセントジョンズワート油を，下腹部や背骨の基底部に丁寧に擦り込む方法

があります．また，セントジョンズワート油10 mLに，泌尿器のトーヌスを高める北海道モミの精油を2滴希釈してマッサージオイルを作り，同様の方法で擦り込む方法もあります．

生活指導

過活動膀胱や良性前立腺肥大などの諸症状は，ライフスタイルを工夫することで予防や症状の緩和が可能です．

❶ 食生活

コーヒーなどのカフェインを含む嗜好品を控えます．カフェインの摂り過ぎは腎臓に負担を与え，膀胱や尿道の過敏性を高めます．多くても1日2〜3杯までに抑えます．女性の場合は泌尿器トラブルと更年期障害が重なるケースが多いので，大豆イソフラボンを含む味噌や納豆などの大豆発酵食品を積極的にとります．これらの食品は腸内フローラの改善にも役立つので，膀胱炎や尿道炎の予防にもなります．

❷ 運動と休養

過活動膀胱では気分転換も兼ねて適度な運動は有効ですが，良性前立腺肥大の場合は，自転車やバイクなどの会陰部に振動を与えるような運動は避ける必要があります．また，長時間にわたって座り続けることも控えます．

女性の過活動膀胱や失禁には，骨盤底筋体操というエクササイズがあります．これは随意的に骨盤底の筋肉を収縮させる訓練をして，骨盤底の筋肉を鍛えるものです．また膀胱訓練は，尿意を我慢する練習を短い時間から始めて，少しずつ時間を延ばすといった一種の行動療法です．男性も女性も自律神経系の調和を保つため，日常的に心身のリラクセーションを心がけることが大切です．

症例紹介

主訴 排尿痛・頻尿

患者さんは63歳の男性で，会社役員です．60歳を過ぎる頃から排尿時に痛みを感じるようになりました．その後，一時は治まりましたが，ここ1年ほどは痛みに加えて残尿感があり，また日中，夜間を問わず頻尿に悩まされるようになりました．近所のクリニックを受診すると，良性前立腺肥大と診断されて薬を処方されましたが，あまり効果が実感できず，新聞広告で見たサプリメントを服用してみようと思い相談されました．

レシピ ハーブティー
- クミスクチン　2 g
- エゾウコギ　2 g

サプリメント
　　ソウパルメット（リポステロール80～90%含有標準化エキス剤）

経過 アルコールやカフェイン飲料は控え，クミスクチンとエゾウコギのブレンドハーブティーを煎茶の代わりに服用することにしました（エゾウコギは全身的な強壮作用をもつため，年齢に応じて機能の低下が出やすい泌尿器への効果を期待してブレンドしました）．また，食後にソウパルメットのサプリメントを服用しました．長時間，座ったままにしないで姿勢を変えるようにし，必ず入浴して身体を温めるようにしました．冬季は使い捨てカイロを腎臓の辺りに貼ったり，夜間は湯たんぽを腰にあてるなどして患部が冷えるのを防ぎました．1年ほどで頻尿は治まり，たまに残尿感はあるものの生活に支障はなくなったため，サプリメントの服用は中止し，ハーブティーは継続して服用しています．

主訴 尿漏れ・失禁

患者さんは72歳の女性です．咳やくしゃみ，笑うなどの動作でお腹に力が入ると尿漏れを起こし，夜間に失禁することが週に3回ほどありました．認知機能は正常で血糖値も正常ですが，骨粗鬆症を指摘されています．尿漏れ用パッドを使用していますが，肌が弱いため，かぶれを起こして困っています．

レシピ　ハーブティー
　🌱 ローズ　　　　　2g
　🌱 セージ　　　　　2g
　入浴剤（バスソルト）
　🧴 ベルガモット　　4滴
　　自然塩　　　　　50g
　圧搾汁
　　スギナ　　　　　1回10mL　1日2回服用

経過 本人には，ハーブティーを服用することがかえって尿漏れや失禁につながることはないということを伝えたうえで，ローズ2gとセージ2gのブレンドハーブティーを1日2回服用することにしました．また，スギナの圧搾汁を1回10mL，1日2回服用しました．下半身を冷やさないことを徹底し，身体が冷えるときはベルガモットの精油を使ったバスソルトを用いて，全身浴や足浴を10～15分間行いました．この入浴剤は身体を温めるのと，尿漏れによる気分の落ち込みを解消するのと，両方の面で有用でした．また，近所のクリニックで骨盤底筋体操を指導してもらい実践しています．季節による寛解かも知れませんが，冬季に始めて翌年の夏にはすっかり軽快していました．

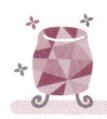

膀胱炎・尿道炎

　一般的に女性に多い膀胱炎や尿道炎などの尿路感染症については，抗菌薬の投与が行われますが，一時的には奏効するものの，腸内フローラにダメージを与えるうえに抗菌薬の連用は耐性菌を生むため，再発や難治化することがよくあります．これに対して，植物療法では「菌を叩く」という発想ではなく，クランベリーやエキナセアなどを用いて，主な原因菌である大腸菌が住みつきにくい環境を作り，生体防御機能の向上を目指します．なお，間質性膀胱炎は，膀胱上皮と筋肉の間にある間質が慢性的に炎症を起こして膀胱が萎縮する非感染性の慢性膀胱疾患で，クランベリーに含まれる植物酸などにより刺激を受け，悪化する場合があります．この場合に統合医療のリーダーであるアリゾナ大学のアンドルー・ワイル博士はアルテアルート（マシュマロウの根）を勧めています．また結合組織を強化し，創傷の治癒を促すアーユルヴェーダハーブのゴツコラ（センテラまたはツボクサ）を用いる方法もあります．

　アロマセラピーの書籍の中には，尿路感染症に対してサンダルウッドの精油を勧める記述があるものもあります．これは昔，白檀の精油を淋病に内服していた時代の名残だと思われますが，こうしたアプローチは植物療法ではあるものの「菌を叩く」という西洋医学的な発想といえます．精油は抗菌薬に比べて侵襲性が低く，また耐性菌を生じにくいのは事実ですが，安全性の面からも精油の内服を安易に行うことは控えるべきです．頻尿や尿漏れなどでは，気分が滅入ったり不安が生じることがよくあります．そんなときに気分を明るく前向きにしたり不安を和らげることこそが，アロマセラピーの果たすべき役割だと思います．そしてそれは決して気休めなどではなく，快い香りが精神神経免疫学的に作用し，治癒系の発動を促すのです．尿路感染症では身体を温めることで免疫系を賦活したり痛みを和らげたりすることができるので，精油を温湿布や入浴（腰浴や足浴など）で用いるのもよいでしょう．

メディカルハーブ

膀胱炎・尿道炎の予防に

● クランベリー

　膀胱炎や尿道炎などの尿路感染症の予防には，クランベリーの果汁が有効です．クランベリーの作用メカニズムは，以前は果汁に含まれる植物酸のキナ酸が，体内で代謝を受けて馬尿酸となって排泄される際に尿を酸性化するためだと考えられていました．それに加えて，最近になってクランベリーに含まれる特有の分子構造をもつオリゴメリックプロアントシアニジン（OPC）が，大腸菌の尿路上皮への接着を阻害し，またバイオフィルムの形成を抑制することが明らかになりました[1〜3]．クランベリーは尿臭（アンモニア臭）の軽減にも役立ち，QOLを向上させます．ただし，加糖されているものでは無効なので，無添加のものを1日200 mL以上摂取

するか，フリーズドライ製剤を服用します．

🌱 免疫系の賦活に

- エキナセア
- ウワウルシ
- ヒース

　免疫系を賦活し，上気道感染症に用いられるエキナセアも尿路感染症に用いられます．また，欧米ではウワウルシ（ベアベリー）が伝統的に用いられてきましたが，わが国では医薬品に分類されているため，同じツツジ科で同様の作用をもつヒース（ヘザー）を用います．ヒースにはウワウルシと同様に美白成分としても知られるアルブチンが含まれていて，この代謝産物であるヒドロキノンが尿路で防腐効果を発揮します．

🌱 腸内環境の改善に

- ダンディライオン

　腸内フローラを良い状態に保つことは，尿路感染症の予防に重要です．ダンディライオンに含まれるオリゴ糖のイヌリンは，ビフィズス因子として働いて腸内環境を改善します．

🌱 膀胱炎の疼痛に

- ジャーマンカモミール
- パッションフラワー

　膀胱炎の疼痛には，鎮静・鎮痙作用をもつジャーマンカモミールと，抗不安作用をもつパッションフラワーの等量ずつのブレンドハーブを服用します．

🌱 抗菌目的に

- ナスタチウム（キンレンカ）
- ホースラディッシュ（セイヨウワサビ）
- ニンニク
- タマネギ

　ペニシリンなど下等植物（菌類）から得られる抗生物質に比べて抗菌力は劣るものの，侵襲性や耐性菌の発現リスクが少ない抗生物質を高等植物も生合成します．エディブルフラワーとしてサラダに入れるナスタチウム（キンレンカ）の花や葉，それにホースラディッシュ（セイヨウワサビ）の根茎に含まれるグルコシノレート（カラシ油配糖体）が酵素分解されて生成する辛味成分のイソチオシアネートなどは抗菌作用をもち，尿路感染症や上気道感染症の予防に用いられます．また，ニンニクやタマネギに含まれる含硫アミノ酸が酵素分解されて生成するスルフィドも同様で，これらは植物が自ら有する生体防御機能の現れといえます．いずれも揮発性で分解しやすいため，生（フレッシュ）の状態で摂取します．

❋ アロマセラピー

尿路感染症による痛み，気分変調に

- 沖縄月桃
- 高知ユズ
- ベルガモット

膀胱炎や尿道炎による不快感や焦燥感，疼痛に対しては抗不安作用をもち，心身の緊張を和らげる沖縄月桃の精油を用いて足浴や半身浴を行うとよいでしょう．やや熱めのお湯に精油4～6滴を加えてかき混ぜ，15分間行います．足もとが冷えるときは，高知ユズやベルガモットの精油で足浴を行うと冷えや痛みを和らげることができます．

抗菌目的に

- ティートリー
- クロモジウォーター
- ラベンダー

精製水100 mLにティートリーの精油を8滴加えて，よく振って混ぜ合わせたものを洗浄液にする方法があります．ティートリーの精油は細菌や真菌に対して幅広い抗菌活性をもち，その一方でヒト常在菌には感受性が低く，またプロスタグランジンの産生抑制による消炎作用や白血球の分化を促す免疫賦活作用も有します．オーストラリアの標準規格であるテルピネン-4-オール30％以上，かつ1,8-シネオール15％以下の品質基準を満たすティートリーの精油を用い，洗浄は1日1回までとします．強い抗菌活性と消炎作用をもつクロモジ（黒文字）の芳香蒸留水を，洗浄液として用いてもよいでしょう．また，ラベンダーとティートリーの精油をそれぞれ2～3滴ずつ使用して湿布液とし，下腹部に10分間ほど温湿布を施す方法もあります．

❋ 生活指導

膀胱炎や尿道炎などの尿路感染症の予防には，水分補給を十分に行い，身体の冷えに注意し，睡眠を十分にとって免疫力を保つことが大切です．

❶ 食生活

カフェイン飲料や清涼飲料水を避け，水分補給は水とハーブティーで行います．一般にハーブティーはフラボノイドとカリウムを含むため，種類を問わず利尿作用をもち尿の滞留による菌の増殖を防ぎます．カフェインは泌尿器系に刺激となるので，コーヒーはダンディライオンコーヒー（ダンディライオンの根を焙煎して淹れた代用コーヒー）に切り換えます．また，清涼飲料水は身体を冷やして免疫力を低下させるうえ，糖分も大量に含んでいるため控えます．

❷ 休　養

身体の冷えを防ぐには，下半身を厚着にして頭寒足熱の状態にします．1日の終わりには必ずシャワーではなく入浴して身体を芯から温めます．熱いお湯に我慢して短時間入るのではなく，ややぬるめのお湯に15分以上入ってじっくり汗をかくようにします．患部を清潔に保ち，下着

は化繊ではなく綿などの自然素材のものにします．身体の冷えを感じたら，少量ずつ吐く息を意識しながら，深呼吸を数回行うとよいでしょう．

症例紹介

主訴 再発性膀胱炎

患者さんは30代の女性で，営業職です．20代後半から膀胱炎を繰り返していて，そのたびに抗菌薬で治療しています．ただ，抗菌薬を服用すると下痢をしてしまうことも多く，最近は薬の効果も落ちてきているように感じます．インターネットでクランベリージュースが良いとの情報を得て，試してみたいと思いました．

レシピ

ジュース
- 無糖クランベリージュース　　200 mL

入浴剤（バスソルト）
- 高知ユズ　　6滴
- 海塩　　50 g

経過 牛乳や市販の清涼飲料水をやめて，無糖のクランベリージュースを1日200 mL飲むようにしました．また，コーヒーに砂糖と生クリームを入れて1日6杯程度飲んでいたのを，カフェインや砂糖は膀胱炎の刺激要因であることを伝え，マテなどカフェインを含むもの以外のハーブティーに変えることにしました．夏でも下半身の冷えに気をつけ，必ず毎晩血行を促進する高知ユズのバスソルトを入れて入浴します．また，仕事は外回りの営業ですが，定期的に排尿するようにしたところ，クランベリージュースを飲み始めて以後は膀胱炎が再発することが少なくなり，半年で完治しました．

文献

1) Sychev DA: Cranberry preparations in urological practice: view of a clinical pharmacologist. Urologiia: 97-98, 100-103, 2011.
2) Howell AB: Inhibition of the adherence of P-fimbriated Escherichia coli to uroepithelial-cell surfaces by proanthocyanidin extracts from cranberries. N Engl J Med, 339: 1085-1086, 1998.
3) Reid G et al.: Cranberry juice consumption may reduce biofilms on uroepithelial cells: pilot study in spinal cord injured patients. Spinal Cord, 39: 26-30, 2001.

6 婦人科領域の植物療法

　2002年に『JAMA』(米国医学会雑誌)に掲載されたWomen's Health Initiative(WHI)スタディと，2003年の『Lancet』(医学雑誌)に掲載されたイギリスのMillion Women Studyによって，閉経期の長期間にわたるホルモン補充療法 hormone replacement therapy (HRT) が，乳がんや心血管疾患のリスクを増大させることが明らかになり，これを機にHRTの代替案として，ブラックコホシュやチェストベリーなどのフィトエストロゲン作用を有するハーブの摂取に注目が集まりました．

　さて，フラボノイドや精油などの植物化学成分は，生体に対して心身相関的に作用するため，月経前症候群 premenstrual syndrome (PMS) や更年期の不定愁訴は植物療法の効果が現れやすい領域といえます．こうした症状の背景にはエストロゲン過剰（優勢），つまりプロゲステロンに対するエストロゲンの相対的過剰があります．これを防ぐには，食事由来や内分泌撹乱物質，ピルなどの外因性エストロゲンの摂取を控えることと，エストロゲンの代謝・排泄を促すことが大切です．

　イソフラボンなどのフラボノイド類は，構造活性相関により微弱なエストロゲン活性を有し，エストロゲン不足にはアゴニストとして，エストロゲン過剰にはアンタゴニストとして働くことでホルモン調整効果をもたらします．またイソフラボンは脳や骨，心血管系のβ型エストロゲン受容体には結合能が強く，子宮や乳腺のα型エストロゲン受容体には弱いといった組織特異的な作用を示します（表2-5）．つまりフラボノイド類は，天然のSERM（選択的エストロゲン受容体修飾因子 selective estrogen receptor modulator）であるため，ジャーマンカモミールやラズベリーリーフなどのフラボノイド含有ハーブを日常的に摂取することで，婦人科疾患を予防することが可能です．

　一方，エストロゲン代謝や排泄を促すには，ダンディライオンのような強肝・利胆作用をもつハーブが有効です．エストロゲンはグルクロン酸との抱合体で胆汁中に排泄されますが，細菌由来のβ-グルクロニダーゼによって脱抱合され，再び腸管から吸収されることになります．これ

表2-5　大豆イソフラボンの臓器特異性

臓器・組織	エストロゲン	大豆イソフラボン
脳	++	+
子宮	++	−
乳腺	++	−
骨	++	+
心血管	++	+

(久保田俊郎：生殖生理に対する作用. Hormone Frontier in Gynecology, 7: 31-38, 2000)

を防ぐには腸内環境を良好な状態に保つことが必要ですが，ダンディライオンに含まれるオリゴ糖のイヌリンはビフィズス因子であるため，その意味でも有効です．

アロマセラピーでの嗅覚への快刺激は，情報を介して自律神経-内分泌系の応答を調節し，不快な症状を和らげます．オイルマッサージや温湿布の場合は，精油の成分が経皮吸収されて全身循環に入り，鎮静・鎮痙作用や消炎・鎮痛作用をもたらします．なお，クラリセージの精油成分であるスクラレオールはジテルペンアルコールであることから，構造活性相関によりエストロゲン様作用を有します．

ただし，乳がんや子宮がんなどエストロゲン感受性疾患がある場合には，こうしたエストロゲン様作用をもたらすハーブや精油の使用に注意が必要になります．こうした場合も，統合医療の時代にあっては「使用する」「使用しない」といった2分法ではなく，「使用しつつ定期的に検診を受ける」といった第三の選択肢も視野に入れることが大切です．また，PMSや更年期にみられる感情レベルの不調和には，メディカルハーブやアロマセラピーに加えて「バッチ博士の花療法」を試みるのもよいと思います．

月経前症候群

🌸 メディカルハーブ

🌱 月経前症候群の諸症状に

- ジャーマンカモミール
- ラズベリーリーフ
- パッションフラワー
- セントジョンズワート
- サフラン

腹痛や腰痛，過敏や不安などの月経前症候群 premenstrual syndrome (PMS) の諸症状には，消炎・鎮静作用をもつジャーマンカモミールや平滑筋を調整するラズベリーリーフのハーブティーが繁用されます．緊張や不安が強いときは，ジャーマンカモミールに「植物性のトランキライザー（精神安定薬）」と呼ばれるパッションフラワーを等量ずつブレンドします．抑うつ傾向が強い場合は，セントジョンズワートやサフランを用います．サフランはわが国の伝統的な婦人薬の原料として知られ，冷えも改善します．サフランのめしべ5～10本を熱湯で抽出して服用します．

🌱 むくみの改善に

- リンデン
- 赤ブドウ葉（黒ブドウ葉）
- チェストベリー

水分の滞留（むくみ）については塩分の摂取を控え，リンデンや赤ブドウ葉（黒ブドウ葉）を用います．黄体機能不全による水分の滞留や出血，痤瘡（ニキビ），乳房痛にはチェストベリーが用いられます．

🌱 月経過多，不正出血に

- ウィッチヘーゼル
- ローズ
- スギナ
- 赤ブドウ葉（黒ブドウ葉）
- ネトル

月経過多や不正出血については器質的疾患をチェックしたうえで，ウィッチヘーゼルやローズなどの収れん性のハーブを用い，結合組織の強化にはスギナを，毛細血管の脆弱性を補うにはオリゴメリックプロアントシアニジン（OPC）を含む赤ブドウ葉（黒ブドウ葉）を用います．月経過多は鉄の欠乏を招きますが，逆に慢性的な鉄欠乏は月経過多の原因になります．鉄の補給には，ネトルやドイツの植物性飲料であるフローラディクス®を飲用します．

🌱 子宮内膜症，疼痛の緩和に

- チェストベリー
- 赤ブドウ葉（黒ブドウ葉）
- イブニングプリムローズ（月見草）油
- ヘンプ油
- インカインチ油

子宮内膜症については，女性ホルモンの調整作用をもつチェストベリーを用い，疼痛の緩和には，OPCとアントシアニンの両方を含む赤ブドウ葉（黒ブドウ葉）を服用します．子宮内膜症の発症には免疫系の関与が指摘されていて，自然界には珍しい脂肪酸であるγリノレン酸（GLA）を含むイブニングプリムローズの種子を圧搾して得た油や，ω3系脂肪酸のαリノレン酸を含むヘンプ油やインカインチ油を摂取する方法もあります．

🌱 多嚢胞性卵巣症候群に

- チェストベリー
- イブニングプリムローズ（月見草）油
- マルベリー
- ダンディライオン
- マイタケエキス製剤

多嚢胞性卵巣症候群 polycystic ovary syndrome（PCOS）については，アメリカでは女性ホルモンの調整作用をもつチェストベリーや，プロスタグランジンの調整作用をもつイブニングプリムローズ（月見草）油，それに芍薬甘草湯などの漢方が用いられます．PCOSはインスリン抵抗性が背後にあるため，糖の吸収を抑制するマルベリーを食前に服用したり，ビフィズス因子であるイヌリンを含みインスリン感受性を高めるダンディライオンや，グリコプロテインを含むマイタケエキス製剤などを服用したりする方法もあります．

🌱 炎症性メディエーターの調整に

- イブニングプリムローズ（月見草）油
- ヘンプ油
- インカインチ油

PMSなどの婦人科疾患の背景には，脂肪酸–免疫系を介した慢性の炎症があります．そこで，炎症性メディエーターであるプロスタグランジンやロイコトリエンなどのバランスを調整する目的で，イブニングプリムローズ（月見草）油，ω3系脂肪酸を豊富に含むヘンプ油，インカインチ油

の摂取が有効です．イブニングプリムローズ（月見草）油におよそ9％含まれるγリノレン酸（GLA）はω6系脂肪酸ですが，代謝を受けて消炎作用をもたらします．イブニングプリムローズ（月見草）油は500 mgのオイルカプセル（GLAとしておよそ45 mg含有）を1回1〜2カプセルで1日3回，吸収を高めるため必ず食後に服用します．ヘンプ油は1日10 g（大さじ1杯），インカインチ油は1日5 g（小さじ1杯）を摂取します．

妊孕性を高めるために

- チェストベリー
- マイタケエキス製剤
- マカ

不妊には，好みのハーブや精油を活用して日常的に心身をリラックスさせ，身体を温めるとともに，黄体機能不全，高プロラクチン血症にはチェストベリーを，PCOSにはマイタケエキス製剤を用います．また，妊娠に備えた身体づくりには食生活を充実させるとともに，滋養強壮作用をもつマカなどのサプリメントを服用する方法もあります．なお，アロマセラピーでは，自律神経−内分泌系のバランスを調整して，精神的な支えともなるローズやゼラニウムの精油を用いたオイルマッサージの施術を受けるとよいでしょう．

🌸 アロマセラピー

PMSの精神神経症状に

- ラベンダー
- 高知ユズ

過敏や不安，抑うつ傾向などPMSの精神神経症状には，鎮静作用をもつラベンダーや，気分を明るくする高知ユズの精油をアロマスティック（スティック型の携帯用芳香器）にたらして持ち歩き，必要なときに深呼吸しながら吸入するとよいでしょう．

PMSの身体症状に

- クラリセージ
- ゼラニウム
- ローマンカモミール

PMSの腹痛や腰痛，疲労感などには，クラリセージやゼラニウム，ローマンカモミールなどの精油を用いてセルフマッサージを行います．クラリセージは，含有するスクラレオールが女性ホルモンの調整作用をもたらすとともに，酢酸リナリルなどのエステルをとても多く含むため鎮痙作用が顕著であり，心身の緊張を和らげるのに秀でた精油です．ゼラニウムは心身のバランスや女性ホルモンのバランスなどを回復するのに優れ，ローマンカモミールは鎮静・鎮痙作用によって深い安らぎを与える精油です．

なお，オイルマッサージを行う際に，キャリアオイルとして，たとえば

6 婦人科領域の植物療法

マカデミアナッツ油 9 mL にイブニングプリムローズ（月見草）油 1 mL を加えることで，γリノレン酸（GLA）を経皮吸収させてトリートメントの効果を高める方法があります．

❀ 生活指導

月経前症候群は薬に頼らず，ライフスタイルを改善することで予防できます．

❶ 食生活

加工油脂と清涼飲料水（端的にいえばハンバーガーとコーラなど）の摂取を厳禁とします．清涼飲料水に含まれる大量の糖分と身体を冷やすことが月経痛や気分の変調を加速させ，また血糖値の急激な上昇は反応性の低血糖をもたらし，「感情のジェットコースター」を招きます．ファストフードで清涼飲料水を頼む場合は，せめて「氷抜き」にしましょう．月経前に欲しくなるチョコレートも油脂と糖分の組み合わせであり，脳内オピオイドによって一時的に快感をもたらしますが，PMSの悪化要因になるので控えます．

❷ 運動と休養

散歩やウォーキングなどで積極的に身体を動かします．入浴は身体を芯から温め，心身をストレス状態から解放します．シャワーでは身体の汚れは落ちますが，心身の浄化にはならないので必ず入浴するようにします．また，月経痛の緩和には湯たんぽが有効です．電気式のものではなく，昔ながらの湯たんぽを用いることが大切です．

症例紹介

主訴 月経前症候群・月経不順

患者さんは30代前半の女性で，総合職です．月経前に重い痛みと激しい気分の揺れがあり，2日間ほど会社を休むこともあるといいます．市販の鎮痛薬を服用すると胃痛を起こすことがあり，なるべく薬に頼りたくないことから植物療法に関心をもちました．

レシピ
ハーブティー
- ジャーマンカモミール　　2 g
- パッションフラワー　　2 g

サプリメント
　　OPC および アントシアニン含有製剤

吸入（アロマスティック使用）
　　ラベンダー または オレンジ

経過 清涼飲料水やカフェイン飲料を控え，ジャーマンカモミール2gとパッションフ

ラワー2gのブレンドハーブティーを煎茶の代わりに服用します．以前に雑誌で読んでイブニングプリムローズ（月見草）油のサプリメントを3ヵ月間ほど服用したことがありましたが，効果を実感できなかったため，今回はOPC（オリゴメリックプロアントシアニジン）とアントシアニンを含有するサプリメントを毎食後に服用することにしました．また，ラベンダーとオレンジの精油をたらしたアロマスティックをそれぞれ用意し，この2本を携帯して，イライラするときはラベンダーを，不安や落ち込みにはオレンジの香りを深呼吸しながら嗅ぎました．月経4週期目あたりから改善がみられ，以前のようにチョコレートを強く求めるようなこともなくなり，月経不順も改善しました．

主 訴 子宮内膜症・月経過多

患者さんは29歳の女性で，営業職です．月経過多や立ちくらみ，下腹部や腰の痛みから婦人科を受診し，子宮内膜症と診断されました．ピルを処方されましたが頭痛を起こしてしまうため，植物療法で対処することになりました．

レシピ

ハーブティー
- 黒ブドウ葉　　2g
- ローズ　　　　1g

サプリメント
　　チェストベリー
　　フローラディクス®（ドイツの植物性飲料）

経　過　カフェイン飲料や清涼飲料水を控え，黒ブドウ葉2gとローズ1gのブレンドハーブティーを1日3回服用することにしました．またチェストベリーのサプリメントを毎朝1回服用しました．肉類や乳製品を控え，野菜や果物など植物性食品を基本にした食生活に変え，ネトルやホウレンソウ，ローズヒップなどからなるドイツの植物性飲料のフローラディクス®を，朝と夜に10mLずつ服用しました．ストレスがホルモンバランスに大きく影響することを理解してもらい，毎日の暮らしの中で心身のリラックスを心がけるようにしてもらいました．チェストベリーのサプリメントを服用して3ヵ月頃から痛みが和らぎ，半年ほどで治癒しました．

更年期障害

🌸 メディカルハーブ

🌱 ホルモン分泌の変調に

- ブラックコホシュ
- ザクロ

　更年期にはホルモン分泌の変調に伴い，ホットフラッシュ（ほてりや発汗）や動悸などの自律神経症状や，不眠，抑うつなどの精神神経症状，それに尿漏れなどの泌尿器系の不調に悩まされることがあります．さらに閉経後は，心血管疾患や骨粗鬆症などのリスクが高まります．アメリカではホルモン補充療法の代替案として，ブラックコホシュの内服が盛んに試みられています．ブラックコホシュはホルモン分泌に対して直接的に作用するのではなく，自律神経–内分泌系の応答を調節して自律神経失調症状を和らげます．また，ザクロをそのまま圧搾したジュースはエストロゲン様作用をもつ成分や，強力な抗酸化作用をもつエラグ酸を含有しています．

🌱 更年期の抑うつに

- セントジョンズワート
- ローズ
- ベルベーヌ
- サフラン

　更年期の抑うつ（メランコリー）には，抗うつ作用をもつセントジョンズワートを用います．気分を変えるにはローズとベルベーヌのブレンドもよいでしょう．昔からわが国の婦人薬の原料として使われてきたサフランには，抑うつや冷え，不眠や不穏を和らげる働きがあります．サフランのめしべ5〜10本に熱湯を注いでハーブティーとして服用します．

🌱 ホットフラッシュに

- セージ
- ローズ

　ホットフラッシュには，セージのハーブティーを冷ましてから服用します．ドイツの薬草学の祖とされるヒルデガルト・フォン・ビンゲンは，感情の高ぶりに，ローズとその半量のセージのブレンドを処方しています．

🌱 その他の身体症状に

- ホーソン
- セージ
- スギナ
- ローズ

　心悸亢進や動悸には，心臓への穏やかな作用で知られるホーソンを用います．尿漏れには収れん作用と強力な抗酸化作用をもつセージと，結合組織を強化するスギナをブレンドします．不正出血や疲労にはローズとローズヒップのブレンドが，気力・体力の低下には滋養強壮作用をもつマカや，

第2章 領域別のアロマ&ハーブ療法

- ローズヒップ
- マカ
- エゾウコギ

ストレスへの適応力を向上させるエゾウコギがよいでしょう．エゾウコギに含まれるリグナンは腸内細菌による代謝を受け，エンテロラクトンに変化してエストロゲン様作用をもたらします．

🌱 骨粗鬆症の予防に

- ネトル
- スギナ

骨粗鬆症の予防には，骨密度の減少を抑えるネトルに，カルシウムと親和性の高いケイ素を豊富に含むスギナをブレンドしたハーブティーを服用します．ネトルとスギナを等量ずつで粉砕し，パウダーにしたものを1日合計3g摂取する方法もあります．なお，更年期に起こりがちな感情レベルの不調和には，バッチ博士のレメディも力になってくれます（表2-6）．

🌸 アロマセラピー

更年期の精神神経症状に

- クラリセージ
- ゼラニウム
- ローマンカモミール
- ネロリ
- 沖縄月桃
- ローズ

クラリセージやゼラニウム，ローマンカモミールなどPMSで用いる精油に加えて抑うつが強い場合はネロリの精油を用います．ネロリは香水原料としても使われるほど豊潤な香りで，生命力の低下に対して前向きに生きる力を与えます．また，不安や動揺には沖縄月桃を，悲嘆や自信喪失にはローズの精油を用います．この2つの精油は，いずれも行動薬理的な抗不安作用を有します．

肩こり，腰痛，神経痛などの疼痛に

- 埼玉クロモジ
- セントジョンズワート油

肩こりや腰痛，神経痛，および更年期に起こる不定愁訴には，埼玉クロモジの精油が役立ちます．オイルマッサージを行う際にキャリアオイルとして，たとえばマカデミアナッツ油9mLに，ビタミンEを豊富に含む小麦胚芽油1mLを加える方法もあります．また，しびれや神経痛などの疼

表2-6 更年期によく用いられるレメディ

レメディ	感情の不調和
ウォルナット	起こってきた変化に対するとまどい
クラブアップル	外見に対する自己嫌悪
ゴース	希望がもてない憂うつ感，あきらめ
ハニーサックル	過去を懐かしむ，変化を受け入れられない
ワイルドオート	自分の人生の目的がわからない

痛には，セントジョンズワートの花弁を植物油に漬け込んで製したセントジョンズワート油を，キャリアオイルとして用いる方法もあります．

自律神経失調症，不定愁訴に

- ラベンダー
- ペパーミントウォーター
- ローズウォーター
- クロモジウォーター

　自律神経失調症には入浴（全身浴や部分浴），温冷交代浴が有効です．この際にラベンダーの精油を用いると，さらに効果が高まります．全身浴はややぬるめのお湯にして15分以上入浴し，入浴後は1時間程度，何もしないで過ごします．なお，ホットフラッシュにペパーミントの芳香蒸留水を使ってほてりをとる方法もあります．同じくローズウォーターやクロモジウォーターなどの芳香蒸留水も，生理・心理・薬理作用をもたらすので不定愁訴のケアに役立ちます．

生活指導

　更年期を否定的に捉えるのではなく，人生のプロセスの一部として前向きに捉え，ライフスタイルを見直すよいきっかけにします．

❶ 食生活

　肉類や乳製品などの摂取を控えめにして，味噌や納豆などの大豆発酵食品を積極的にとります．大豆イソフラボンのダイゼインは，ある種の腸内細菌によって活性の強いエクオールに代謝されますが，この菌を保持しているのは日本人の50%（若い女性では20〜30%）とされています．この菌を育てるためには，豆腐などの大豆加工食品や大豆発酵食品を継続的に摂取することが必要になります．また，心血管疾患や認知症のリスク要因となるマーガリンやショートニングなどの加工油脂や，トランス脂肪酸の摂取は避けます．

❷ 運動と休養

　適度なエクササイズを継続し，質の高い睡眠を確保します．運動は気分転換にもなり，また日光を浴びることで概日リズムが修正され，不眠や抑うつの予防になります．また「骨休め」という言葉があるように，骨の健全なリモデリングには，睡眠による重力からの解放が必要です．就寝前の入浴は心身のリセットになり，また適度な疲労感が入眠を容易にします．

症例紹介

主訴 不定愁訴（更年期障害）

　患者さんは50歳の女性で，無職です．ここ1年ほど肩こりやしびれ，ホットフラッシュ，不眠や抑うつなどさまざまな愁訴に悩まされています．大学病院の更年期外来を受診したところ，特に器質的疾患はなく，ホルモン補充療法または漢方治療を勧められましたが，

「更年期の過ごし方」という内容の本を読んでラベンダーが役に立つと知り，植物療法に興味をもちました．

レシピ　　ハーブティー
　　　　　　　サフランめしべ　　　およそ10本
　　　　　　入浴剤（バスソルト）
　　　　　　　埼玉クロモジ　　　　　　4滴
　　　　　　　海塩　　　　　　　　　50 g
　　　　　　ペパーミントウォーター
　　　　　　レスキューレメディ

経　過　サフランティーの風味が飲みにくかったので，熱湯抽出しないでそのまま煎茶で丸ごと1日1回夕食後に服用することにしました．入浴剤に用いる精油はラベンダーよりもクロモジの香りが大変気に入ったのでそちらを用い，毎日15分間，入浴しました．入浴後は身体が冷えないように保温して，最低30分間は何もしないで休息しました．ホットフラッシュの際はペパーミントの芳香蒸留水をほてった場所に直接スプレーするか，タオルに吹きつけて当てました．また外出時にはレスキューレメディを携帯し，不安を感じた際には4滴を服用するか，手首に擦り込むようにしました．ハーブティーや入浴剤を使い始めて2ヵ月ほどで症状がだいぶ落ち着き，入眠もスムーズになりました．

7 小児科および老年病科領域の植物療法

　小児期と高齢期は人生の初めと終わりに位置しますが，いずれも代謝系が不安定であり薬物動態に個人差が大きいため医薬品の有害事象が生じやすく，植物療法による対処が適しています．また両者の疾患は異なるものの，その背後には共通性があります．小児は両親，特に母親との精神的な結びつきが強く，家庭内の環境が症状にダイレクトに影響を与えます．一方，高齢者も家族や介護を担う人との関係が症状に現れます．したがって，小児や高齢者のケアには本人の症状だけではなく，対人関係も含めた包括的な関係性の中で捉えることが大切です．乳幼児は自分の状況がうまく伝えられない不安や不満を泣くことで訴え，認知症の高齢者は怒りで表現するといったように，症状の背後にはコミュニケーション障害が存在することがよくあります．植物療法は症状の改善に有効であるとともに，コミュニケーションのツールになり得ることが大きなメリットです．

　幼児期に母と子がアイコンタクトを取りながら愛情のこもったタッチやマッサージを行うことは，幼児に母親との絶対的な信頼感と自己肯定感を育ませます．そして，小児期のトラブルにメディカルハーブを用いてうまく対処することができたという体験は，母子ともにセルフエフィカシー（自己効力感）を高め，将来にわたって自信となります．高齢者においてはアメリカ型のアンチエイジング（抗老化）といった，自然のプロセスである老化に抗するといった考え方ではなく，植物のもつ自然の力によって健康寿命を伸ばし，生老病死をまっとうするといった姿勢が大切になります．小児の場合も高齢者の場合も，その症状が生理的な変化なのか病気なのかをよく見極め，見守りながら，小児から大人への健やかなテイクオフと穏やかな看取りにつながるソフトランディングを目指します．

小児科領域

　小児は代謝や排泄が未熟であり，薬物への感受性も高いので，できる限り医薬品の使用は控えるようにします．かぜやインフルエンザに対する抗菌薬の投与はウイルスに対して無効であるばかりでなく，腸内フローラにダメージを与えます．また，小児向けの総合感冒薬に入っている抗ヒスタミン薬はけいれんや神経症状を引き起こします．母親の胎内という守られた場所からスタートし，親離れして独り立ちするまでの間に，小児は外界からストレスを受けることで免疫学的に抵抗力を獲得していきます．小児は予想以上に強い生命力や治癒力をもっていて，時にはそれが強く出過ぎることがありますが，それを薬で押さえつけるのではなく，原始的な医療，すなわち水や薬草，手当てや祈り（イメージ）の力を借りながら見守り，治癒のプロセスを滞りなく進

行させることが大切です．なお，医薬品の場合は小児の薬用量が定められていますが，メディカルハーブの場合は特に決まりはなく，ドイツの公的なモノグラフであるコミッションＥモノグラフにも小児の用量についての記載はありません．剤形としては茶剤（ハーブティー）が主で，6歳以下にはアルコールを溶媒としたチンキ剤は控えます．茶剤を与える量についてはおおむね大人の量の半分とし，全量を無理に飲ませる必要はありません．

最近では，小児の注意欠如・多動性障害 attention-deficit/hyperactivity disorder (AD/HD) やアスペルガー症候群，自閉症などの広汎性発達障害が増加し，抗うつ薬や中枢神経興奮薬などが適応外処方で用いられていますが，有害事象を発現するリスクがあり，メディカルハーブやアロマセラピー，バッチ博士の花療法などの活用が試みられています．また，メディカルハーブや精油などを材料にしてクラフトを作ったり，製作物を毎日の暮らしの中で活用することで，セルフエフィカシー（自己効力感）が得られるといった副次的な効果も得られます．

🌸 メディカルハーブ

🌱 AD/HD，広汎性発達障害に

- ジャーマンカモミール
- パッションフラワー
- セントジョンズワート

AD/HDや広汎性発達障害などの原因は明らかではありませんが，脳の物質代謝やエネルギー代謝の異常，酸化障害，慢性炎症などを背景とする脳機能障害と捉え，神経伝達物質を調整する目的で，ジャーマンカモミールやパッションフラワー，セントジョンズワートなどの向精神性ハーブが用いられます．

🌱 乳児の夜泣き・疝痛に

- ジャーマンカモミール

乳児の夜泣きや疝痛にジャーマンカモミールのハーブティーを1日3回，50 mLずつ服用させる方法がありますが，この効果はジャーマンカモミールの鎮静・鎮痙作用に加えて，腸内フローラの改善によるものと考えられています．

🌱 小児の消化器症状に

- ジャーマンカモミール
- フェンネル
- ペパーミント
- ダンディライオン

小児の消化不良や腹痛，便秘や下痢の原因の多くは，食べ過ぎ，食べ急ぎ，冷たいものを食べた場合や，心因性によるものと考えられます．

疝痛や便秘にはジャーマンカモミールとフェンネル，それにペパーミントを2：2：1の割合でブレンドしたものを与えます．フェンネルは抽出直前に粉砕し，ハチミツを加えてもよいでしょう（ただし，1歳未満の乳児はボツリヌス病のリスクがあるためハチミツは禁忌です）．心因性の便秘の原

因には，学校での対人関係や試験への心配などがあります．このような場合は，ジャーマンカモミールとダンディライオンのうち，本人が好むものを与えます．

食欲不振にはジャーマンカモミールとペパーミントを1：2の割合でブレンドしたものを与えます．オーガニックのオレンジの皮で作ったマーマレードで食欲を刺激するのも効果的です．

下痢にはジャーマンカモミールのハーブティーに，リンゴをすりおろしたものを混ぜて与えます．リンゴのペクチンは腸内環境を整えます．下痢の場合は2時間おきに水分補給を行い，脱水を防ぎます．また，オレンジの果汁と水とハチミツで作ったオレンジエードでビタミンを補給するのもよい方法です．

かぜ，インフルエンザの初期や諸症状に

- エルダーフラワー
- リンデン
- ペパーミント
- アルテア
- ウスベニアオイ
- タイム
- アニス
- フェンネル
- マレイン

かぜやインフルエンザの初期には，エルダーフラワーまたはリンデンと，ペパーミントを4：1でブレンドしたものをできるだけ熱いうちに服用させ発汗を促します．

乾いた咳には，アルテアまたはウスベニアオイのハーブティーにハチミツをたっぷり加えたものを，スプーンで5〜10 mL与えます．

百日咳や痰を含む咳には，タイムのハーブティーにハチミツや砂糖をたっぷり加えたタイムハニーやタイムシロップを，スプーンで5〜10 mL与えます．タイムは鎮痙作用をもつ去痰ハーブで，強力な抗菌作用を併せもちます．タイムの代わりにアニスやフェンネル，マレインを用いる方法もあります．かぜやインフルエンザで発熱があっても機嫌が良く，元気に遊んでいれば見守っているだけでよいでしょう．その一方，39℃を超す高熱や衰弱，嘔吐がある場合はすぐに医療機関を受診します．熱や咳がある場合は，レモネードでビタミンと水分を補給します．

夜尿症に

- アーティチョーク
- ダンディライオン
- セントジョンズワート

夜尿症は器質的な原因よりも心因性のものが多く，アーティチョークやダンディライオンなどの苦味ハーブや，セントジョンズワートのハーブティーを就寝前に服用します．冷えに注意し，夕食以後は水分の摂取を控え，就寝前にトイレに行く習慣をつけます．また，セントジョンズワートの浸出油を，入浴後に腰部や背中の下部に擦り込む方法もあります．

心因性の不眠に

- ジャーマンカモミール
- パッションフラワー

不安や過敏，心身の緊張やそれに伴う不眠には，ジャーマンカモミールとパッションフラワーを等量でブレンドしたものを服用します．ハチミツを入れて甘くするのもよい方法です．

小児の抑うつに

- セントジョンズワート

抑うつにはセントジョンズワートを用います．乳児や幼児の場合は特に母親との結びつきが強いため，抱きしめてあげるなどボディタッチを積極的に行います．また，母親が自分の精神状態に合ったバッチ博士のレメディを飲用するなどの方法もあります．

アロマセラピー

小児に精油を用いる場合は使用濃度を控えめにし (0.5%以下)，また精油を使用したところに触れた手で目をこすったりするので注意します．また，ペパーミントの精油は，蒸気吸入で使用すると気道のけいれんを引き起こす可能性があるので使用を控えます．

AD/HD，広汎性発達障害に

- オレンジ
- マンダリン
- ラベンダー
- ペパーミント
- ユーカリ
- ジンジャー
- フランキンセンス

基本的には，オレンジやマンダリン，ラベンダーなどの鎮静系の精油を用いますが，患者自身の嗜好を確認すると，ペパーミントやユーカリなどの刺激的な香りの精油や，ジンジャーやフランキンセンスなどの精油を選ぶこともあるので，その際は本人が選んだものを用います．

精油はティッシュにたらして香りを漂わせたり，マッサージオイルにして手首や前腕部に，リズミカルに優しく塗ってあげます．また，アロマセラピーのほかにバッチ博士の花療法も試みられています．

皮膚トラブル (あせも，おむつかぶれ) に

- ローズウォーター

皮膚のトラブルに使用する場合は精油を希釈して用いるよりも，ローズウォーターなどの芳香蒸留水を用いたほうが刺激も少ないので安心です．ローズウォーターは抗菌作用があり，弱酸性の収れん性ローションとして，あせもやおむつかぶれに使用できます．

消化器不良，便秘に

- ローマンカモミール
- 高知ユズ

消化不良や便秘にはお腹を温湿布したあとに，ローマンカモミールや高知ユズなどの精油を用いてマッサージします．

かぜに

- ユーカリ
- 北海道モミ
- ベンゾイン（安息香）

かぜを引いた際は胸部を温湿布したあとに，ユーカリや北海道モミ，ベンゾイン（安息香）などの精油を，軟膏やマッサージオイルにして優しく塗布します．また，同様の精油を用いて蒸気吸入を行うと部屋の空気の乾燥も防ぐので効果的ですが，やけどなどに注意します．

悪寒，冷え，下痢に

- ベルガモット
- 高知ユズ

かぜや冷え，下痢には，ベルガモットや高知ユズなど血行を促進する精油を用いた足浴が効果的です．本人が熱いと感じる温度にして4分以上行います．下痢の場合は膝くらいまでお湯につけるとよいでしょう．

心身の不調，興奮に

- オレンジ
- マンダリン
- ラベンダー
- ローマンカモミール

不安や興奮，不眠などには，オレンジやマンダリン，ラベンダーやローマンカモミールの精油を用いて芳香浴や入浴，オイルマッサージを行います．落ち着きがない場合や頭痛は目の疲れや冷えからきていることが多いので，その場合はラベンダーの精油を用いて目の温湿布を行ったり，足浴で身体を温めます．小児の心身の不調には，母親が整体やつぼ押しなどの簡単な手技を身につけてアロマセラピーと併用すると相乗効果が得られます．

生活指導

小児のライフスタイルは家族の影響が大きいので，家族全員が規則正しい生活をすることが基本になります．また将来のためにも，この時期にきちんとした躾をしておくことが大切です．

❶ 食生活

料理に質の高い食材を使って，本物の味を身体で覚えさせます．ジャンクフードや牛乳，清涼飲料水のがぶ飲みを避け，できるだけ手作りの食事を与えます．

❷ 運動と休養

野外で積極的に運動させ，十分な休養を与えます．暖房や冷房は最小限にして，外気に接することで皮脂腺や汗腺を鍛えます．特に冷えには注意し，上半身を薄着にして頭寒足熱の状態にし

ます．肌につけるものは化繊を避け，木綿や麻などにします．都会暮らしだと自然体験が不足するので，部屋に閉じこもってゲームに熱中させるのではなく，なるべく外遊びをさせ，キャンプなどの野外活動にも参加させます．都会暮らしでも，コンパニオンアニマルやコンパニオンプランツを育てるなど生きものとの交流を図ります．また，パソコンやゲームなどで視覚だけを使うのではなく，自然由来の音や色，香りや手触りなどで五感を上手に刺激することを心がけます．

症例紹介

主訴 小児発達障害

患者さんは12歳の男児で，小学校に入学当時から集中力が続かない，衝動的な行動に出るなどの傾向がありました．進学を控えているためか，ここ半年は特に敏感な状態にあります．両親と14歳の姉の4人家族ですが，家族同士の人間関係や状況に敏感に反応するようです．

レシピ
ハーブティー
- ジャーマンカモミール　　　2g

マッサージオイル
- ラベンダー または オレンジ　1滴
- マカデミアナッツ油　　　　5mL

（比率はこのままで使用量により適宜増量）

経過 清涼飲料水やカフェイン飲料をなるべく控えて，ジャーマンカモミールのハーブティーにハチミツを加えたものを服用することにしました．落ち着きのない状態のときは，ラベンダーかオレンジのうち本人が選ぶものを使って，母親がアイコンタクトをとりながら手や背中などを優しくマッサージします．また本人のいる前では家族間での言い争いは避けるなど，家族全員に配慮をしてもらいました．本人はハーブや精油を使ったクラフトなどに興味があり，母親と一緒にポプリやバスソルトを作って楽しんでいます．そのことが自己肯定感や自尊心につながっているようで，以前に比べて心身ともに安定するようになりました．

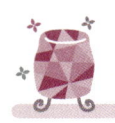

老年症候群

　高齢者は代謝機能の低下などにより薬物療法の有害事象が生じやすく,『Beers Criteriaリスト』や日本老年医学会による『高齢者の安全な薬物療法ガイドライン2005』などでは,高齢者に対して特に慎重な投与を要する薬物リストを公表しています.有害事象の例としてはNSAIDsの長期常用による消化管出血や,ベンゾジアゼピン系薬による転倒,抗コリン作動薬による排尿障害などがあります.また高齢者は複数の症状や疾患を抱えることが多いため,ポリファーマシー (多剤併用) になりやすく,薬物相互作用に注意が必要です.このため老年病科 (高齢診療科) では,一つひとつの症状にそれぞれ個別の医薬品で対応するのではなく,「老年症候群」といった包括的な視点で捉えることが必要になります.メディカルハーブは消化器系や代謝系に負担が少なく,多成分・多機能系であるため老年症候群に適応しやすい利点があります.高齢者の特徴は細胞の老化による退行性変性疾患が多く,脳機能をはじめとして生命力 (自然治癒力) の低下がみられることですが,これに対してメディカルハーブは細胞レベルで抗酸化・抗炎症・抗菌・抗糖化作用により老化を制御するとともに,五感の刺激により生命力を賦活し,生体防御機能を向上させることができます.

　高齢者に対する医療の目標は,疾病を発見して完全に治癒させるという疾患中心 (desease-oriented) の考え方から,その人の暮らしに目を向けた生活機能の維持・向上にシフトする必要があります.こうした医療モデルから生活モデルへのチェンジを図るには,西洋医学による薬物療法や手術といった侵襲的な療法よりも植物療法をはじめとする相補・代替療法のようなソフトな療法が適しています.なお,同様の理由から,介護現場においても植物療法の臨床応用がスタートしており,介護の質の向上とモチベーションのアップに貢献しています.子が親の介護を担うなど,無償の介護サービスの提供者をケアラー(アメリカではケアギバー caregiver)と呼びますが,植物療法はケアラー自身の健康管理 (ケアラーケア) にも有効であり,また介護を受ける人とケアラーとのコミュニケーションツールとしても大変有用です.

メディカルハーブ

心機能の回復に

- ホーソン
- ジャーマンカモミール
- バレリアン

　動脈の退行変性に伴う高血圧や徐脈,胸部の疼痛は,不安を招きQOLを低下させます.こうした症状にはホーソンが第一選択になります.ホーソンに含まれるオリゴメリックプロアントシアニジン (OPC) やフラボノイドが心筋の代謝を活発にするとともに,冠血流を増加させて不整脈を防ぎます.ホーソンはジャーマンカモミールやバレリアンなどの鎮静系のハーブとブレンドして用いてもよいでしょう.

🌸 認知症，記憶力の低下に

- イチョウ葉
- ローズマリー
- サフラン
- アンジェリカ

認知症や記憶力の低下にはイチョウ葉が第一選択で，フラボノイドやテルペンラクトンが脳の血管壁を保護するとともに，脳の血流障害を防ぎます．イチョウ葉は耳鳴りやめまい，間欠性跛行や冷え症などにも用いられます．ほかには，ローズマリーやサフラン，アンジェリカ（セイヨウトウキ）など，血流を促すものが用いられます．

🌸 肝機能の回復，足の浮腫に

- アーティチョーク
- 黒ブドウ葉（赤ブドウ葉）
- エゾウコギ
- スギナ

動脈硬化や脂質異常症には肝機能を高めるアーティチョークが用いられ，静脈やリンパの脆弱化による足の浮腫（むくみ）には，黒ブドウ葉（赤ブドウ葉）やエゾウコギ，スギナなど透過性の亢進を抑制するものを用います．

🌸 高齢者の消化器症状に

- アーティチョーク
- ダンディライオン
- ウコン

消化不良や食後の腹痛，便秘や鼓腸はQOLを低下させます．こうした機能性ディスペプシアには，アーティチョークやダンディライオン，ウコンなどの強肝・利胆ハーブを用います．

🌸 高齢者のかぜ，インフルエンザに

- アルテア
- ウスベニアオイ
- マレイン
- タイム

かぜやインフルエンザなどの呼吸器感染症は，高齢者の場合，重篤化すると生命にかかわります．水分補給に注意し，急性期にはアルテアやウスベニアオイ，マレインなどの粘液ハーブを用い，復性期の咳には鎮痙作用をもつ去痰薬であるタイムを用います．ハチミツを混ぜて服用するのもよいでしょう．

🌸 前立腺炎，前立腺肥大に

- ソウパルメット
- クミスクチン

男性の前立腺炎や前立腺肥大にはソウパルメットが第一選択で，頻尿や残尿感，排尿痛などのQOLの低下を改善します．クミスクチンは単に利尿作用だけでなく，加齢に伴う腎の生理的衰退を抑え，生命力を回復します．

🌱 関節リウマチ，関節炎に

- ネトル
- ダンディライオン
- スギナ
- ローズヒップ

関節リウマチや関節炎にはネトルやダンディライオンなどの血液浄化ハーブや，カルシウムと協働して結合組織を強化するケイ素を含むスギナ，それにコラーゲン合成に必要なビタミンCを豊富に含むローズヒップを用います．

🌱 視力低下，黄斑変性症，網膜症に

- ビルベリー
- カレンデュラ
- イチョウ葉

感覚器である目の視力の低下や黄斑変性症，網膜症には，ビルベリーに含まれるアントシアニンや，カレンデュラに含まれるルテインなどの色素成分が，あるいはイチョウ葉のサプリメントが用いられます．

🌱 精神症状に

- バレリアン
- パッションフラワー
- セントジョンズワート
- リンデン
- マテ
- ローズマリー

不安や過敏，不眠やうつなどの高齢者に対して向精神薬の服用は極めて慎重に行うべきであり，作用が緩和で調節・離脱が容易なバレリアンやパッションフラワー，セントジョンズワートやリンデンなどの向精神性ハーブを用います．また精神状態を賦活させるには，カフェインを含むマテや，トニック効果をもつローズマリーなどを上手に活用します．

🌱 疲労，倦怠感，アパシー（無気力状態）に

- エゾウコギ
- マカ
- ダンディライオン
- アンジェリカ

疲労や倦怠感には，エゾウコギなどのアダプトゲンハーブや滋養強壮効果をもつマカ，それに苦味強壮効果をもつダンディライオンやアンジェリカ（セイヨウトウキ）を用います．

🌸 アロマセラピー

芳香成分による嗅覚刺激は情動を喚起し，記憶力の低下を抑制することが知られています．また平衡感覚を維持するため，転倒予防にも有効であり，ブラックペッパーやペパーミントの精油は誤嚥の予防にも用いられています．

脳機能を高めるために

- ローズマリー
- 筑後樟脳
- 高知ユズ
- 木曽ヒノキ

脳機能を高めるにはローズマリーや筑後樟脳などの精油が用いられ，これらは低血圧によるQOLの低下にも芳香浴や心臓バルサムとして用いられます．なお，記憶力の低下などには，高知ユズや木曽ヒノキなどの国産の精油がエピソードを想起させるので役立ちます．また，高齢者は睡眠の質が低下するので，寝室の環境調整に香りを用いる方法もあります．睡眠薬と異なり自然の眠りが得られることが利点です．

便秘に

- ラベンダー
- ローマンカモミール
- ローズマリー

便秘には，通常はラベンダーやローマンカモミールなど鎮静・鎮痙系の精油が用いられますが，高齢者の弛緩性便秘には，ローズマリーなど刺激を与える精油が奏効する場合があります．

足の浮腫に

- サイプレス

足の浮腫（むくみ）には，サイプレスの精油などを用いて慎重にドレナージュを行います．

皮膚のスキンケア（乾燥予防）に

- ローズウォーター

高齢者や介護領域では，ローズウォーターなどの芳香蒸留水がとても役に立つケースがあります．高齢者は皮膚が乾燥しやすいので，芳香蒸留水を保湿に用います．乾燥が激しいときは植物性グリセリンを1〜3％ほど加え，また保湿後にマカデミアナッツ油を薄く塗布します．また，芳香蒸留水を清拭に使うと皮膚を清潔に保つとともに，芳香効果で気分が和らぎます．なお，芳香蒸留水は口腔ケアに含嗽剤やマウスウォッシュとして用いたり，頭皮のケアにドライシャンプー剤として用いる方法もあります．

❋ 生活指導

高齢者の自立性や日常生活動作 activities of daily living（ADL）を維持するには，安静にすることよりも，できる範囲において自分の頭と身体を使う（適度な刺激や負荷を与える）ことが大切です．

❶ 食生活

カロリーや栄養素をきちんと摂り，低栄養にならないことが感染防止にもつながります．食材の色や香り，テクスチャーを考慮して「五感に美味しい」食事を作ります．また，ニンニクやローズマリーなど活力を与える食材を上手に使います．ハーブやスパイスの味と香りは食欲を増し，嚥下予防にも役立ちます．

❷ 運動と休養

転倒防止のためにも筋力の維持を心がけます．そのためには，筋肉の廃用萎縮や加齢による生理的萎縮を防ぐため，積極的に散歩やウォーキング，ストレッチや体操などを行います．休養については，家の中で休んでいるより地域のサークル活動や趣味の会に参加したり，習い事やボランティア活動を行うなど社会参加を促し，社会的役割りと知的活動を維持することが生きがいにつながります．

症例紹介

主訴　アパシー（無気力状態）

患者さんは70代の男性で，脳梗塞発症後およそ3ヵ月が経過しています．自発性が低下し，感情障害もみられ，日常生活全般にわたる介護が必要です．在宅介護で入浴することは可能です．

レシピ

ハーブティー
- アンジェリカ　　1.5 g
- エゾウコギ　　　1.5 g

入浴剤（バスソルト）
- ローズマリー　　4滴
- 海塩　　　　　　50 g

経過　アンジェリカ1.5 gとエゾウコギ1.5 gのブレンドハーブティーを，毎食後に服用することにしました．また，日中にローズマリーの精油を用いたバスソルトを用いておよそ10分間，入浴します．入浴中に異変や事故がないよう十分に配慮して行います．入浴後は明らかに表情に変化がみられました．およそ1ヵ月で自発性や感情障害に改善がみられ，表情が豊かになりました．今後はローズマリーの精油などを使ったハンドマッサージや，ローズマリーを刻んで入れたローズマリークッキーなどで，五感に働きかけていくことも考えています．

主訴 記憶障害

患者さんは70歳の女性です．ここ2年ほど記憶があいまいになることが多かったため，先日大学病院を受診したところ，軽度認知障害と診断されました．現在の生活に大きな支障はないものの，将来に不安を感じています．

レシピ　サプリメント
　　　　　　イチョウ葉
　　　　　芳香浴
　　　　　　ラベンダー，オレンジ，ローマンカモミール，ローズマリー，レモン，
　　　　　　グレープフルーツ など

経過　物忘れにはイチョウ葉が良いというのはテレビなどの情報で知っていたので，本人も自ら飲んでみたいと言いました．実の兄が飲んでみて効果があったという製品を買い求め，服用を開始しました．アロマセラピーの芳香浴ではディフューザーを利用し，日中はローズマリーやレモン，グレープフルーツなどのリフレッシュの香りを，夕方〜夜にかけてはラベンダーやオレンジ，ローマンカモミールなどのリラックスの香りを漂わせて1日のリズムを作るようにしました．また本人は内向的で人づき合いはほとんどないのですが，デイケアに通うように家族が手続きをとり，週に2回通い始めました．その後，デイケアで同年代の話し相手ができるようになり，自分から積極的に通うようになりました．将来を不安に感じることはなくなり，軽度認知障害の進行については，定期検査でチェックしています．

8　腫瘍科領域の植物療法

　がんに対する植物療法については，古今東西でさまざまな取り組みが行われてきましたが，残念ながらがんを完全治癒させる方法は確立されていません．その一方で，いくつかの植物化学（フィトケミカル）成分がリード化合物となって，抗がん剤が創薬されています．また，メディカルハーブやハーブ製剤が抗がん剤のアジュバント（免疫補助剤）として，あるいは抗がん剤の副作用を抑え，QOLを高める目的で活用されています．メディカルハーブが起源となって開発された抗がん剤を表2-7に，また効果が否定されているものも含め，がん治療に用いられているメディカルハーブやハーブ製剤を表2-8に示します．

　抗がん剤の研究開発が進む一方で，がんを予防する要因についての研究も進み，食品，なかでも野菜や果物といった植物性食品の摂取によるがんの予防効果が疫学的に明らかになりました[1]．このため治療ではなく，化学物質を摂取することでがんを予防しようという考え方が生まれ，こうした概念を化学予防といいます．また抗がん剤，外科，放射線による，がんの三大治療は侵襲性が高いため，患者にさまざまな苦痛をもたらします．そこで，植物療法をはじめとする相補・代替療法を支持療法として活用し，患者のQOLを高める試みが実践されていて，こうした概念を緩和ケアといいます．ここでは，がん化学予防とがん緩和ケアについて解説します．

表2-7　メディカルハーブが起源の抗がん剤とがん疼痛治療薬

薬剤	特徴
パクリタキセル（タキソール）	タイヘイヨウイチイ Taxus brevifolia に含まれるジテルペン化合物で，微小管重合を促進することで，細胞分裂を阻害して抗がん作用をもたらします．
ドセタキセル（タキソテール）	ヨーロッパイチイ Taxus baccata に含まれる成分を化学修飾したもので，タキソールと同様の作用機序を示し，抗がん作用をもたらします．
ビンクリスチンビンブラスチン	ニチニチソウ Catharanthus roseus（Vinca rosea）から抽出されるビンカアルカロイドで，細胞の有糸分裂期に微小管のチュブリン形成を阻止して抗がん作用をもたらします．
エトポシド	ポドフィルム Podophyllum peltatum に含まれるポドフィロトキシングルコシドを化学修飾したもので，トポイソメラーゼⅡを阻害して抗がん作用をもたらします．
イリノテカン	カンレンボク Camptotheca acuminata に含まれるアルカロイドのカンプトシンを化学修飾したもので，トポイソメラーゼⅠを阻害して抗がん作用をもたらします．
モルヒネ	ケシ Papaver somniferum の未熟果実に傷をつけ，得られた乳液を乾燥させたアヘンに10％程度含まれるアヘンアルカロイドで，オピオイド受容体に作用し，強力な鎮痛作用をもたらします．

表2-8 がん治療に用いられるハーブやハーブ製剤

	薬剤	特徴
ハーブ	ミスルトゥー（セイヨウヤドリギ）Viscum album	ヨーロッパや北アジアの落葉樹に半寄生する常緑植物で，レクチン類やポリペプチド，多糖類などを含みます．ミスルトゥーから作られたイスカドール製剤は，アントロポゾフィー医学で抗がんや免疫賦活の目的に用いられ，その作用はレクチンのがん細胞に対する細胞毒性や他の成分との相乗効果と考えられています．
	マイタケ Grifola frondosa	サルノコシカケ科のキノコで，多糖類のβ-グルカンやタンパク質，エルゴステロールなどを含みます．1980年代後半からマイタケのβ-グルカンは免疫賦活や抗がん作用をもつことが明らかになり，マイタケエキス製剤を化学療法剤と併用することで相乗効果が得られたり，患者のQOLが向上することが報告されています[2]．
	パウダルコ Tabebuia avellanedae	南米の熱帯雨林に生育するノウゼンカズラ科の高木で，先住民が樹液を煎じてリウマチ疾患やがんなどに用いてきました．ナフトキノン類のラパコールやフラノナフトキノン類を含み，免疫賦活，アポトーシス誘導，血管新生阻害作用が報告されています[3,4]．紫イペ，ラパチョ，タヒボなどとも呼ばれます．
	チャパラル Larrea tridentata	アメリカの南西部やメキシコの砂漠地帯に生育する低木で，先住民がリウマチ疾患やヘビに咬まれた傷などに用いてきました．成分のノルジヒドログアヤレト酸（NDGA）に抗がん作用があるとされていましたが，肝毒性や腎毒性があるため1970年にアメリカ食品医薬品局（FDA）は安全認定リスト（GRAS）から除外しました．
	大麻 Cannabis sativa	アサ科の1年草で，葉と花穂はテトラヒドロカンナビノール（THC）を含むため，わが国では大麻取締法で厳しく管理されています．一方，欧米ではTHCががんの疼痛緩和をはじめとして多発性硬化症や緑内障などに効果があるため，医療用大麻としての研究や臨床応用が開始されています．
ハーブ製剤	エシアック Essiac	カナダの看護師であるリーン・ケイス（1888年-1978年）が先住民のオジブ族の伝統的な調合法をもとに処方したハーブ製剤で，バードックやヒメスイバ，アカニレやダイオウなどを含み，抗がんや血液浄化を目的に使用されています．日本でも入手できますが，薬事法の関係で本国のものとは処方が異なります．
	レアトリル Laetrile	ビターアーモンドに含まれるアミグダリンをもとに作られる製剤で，アミグダリンは加水分解によってベンズアルデヒドとシアン化水素とグルコースを生じます．抗がん作用を目的に飲用されますが，シアン化水素は毒性があるため1982年にアメリカ国立がん研究所は有効でないと結論づけました．なお，アミグダリンはビタミンB_{17}とも呼ばれ，アプリコットカーネル（杏仁）にも含まれます．

がん化学予防

食品の機能性研究

　がん化学予防cancer chemopreventionとは，1976年にアメリカ国立がん研究所（NCI）のマイク・スポーン博士が提唱した概念で「天然・合成にかかわらず，化学物質を用いて発がんやがん浸潤を阻止，遅延させること」をいいます．これとともにがん患者の増加とそれに伴う医療費の増大を背景として，国の対がん戦略が治療から予防へと大きくシフトしました．1990年にはNCIがデザイナーフーズ計画（植物性食品によるがん予防）を発表し，1991年には官民一体となってファイブ・ア・デイ（5 A DAY）運動，つまり「1日5サービングの野菜や果物をとろう」

表2-9　7つの栄養素の性質の違い

性　質	三大栄養素	ビタミン	ミネラル	食物繊維	植物化学成分
カロリー	○	×	×	×	×
欠乏症	○	○	○	×	×
吸　収	○	○	○	×	○

という運動を展開しました．サービングとは，1食分として食べる量を表す単位です．こうしたアクションによって，アメリカの野菜消費量は大幅に増加したのです．一方，わが国では1984年に「食品機能の系統的解析と展開」と題する文部省科学研究費特定領域研究がアメリカに先駆けてスタートしました．こうした流れを受けて，1991年には特定保健用食品（トクホ）が法制化され現在に至っています．

植物化学（フィトケミカル）成分の位置づけ

　野菜や果物に含まれる栄養素は，炭水化物・脂質・タンパク質・ビタミン・ミネラルの五大栄養素に加えて，食物繊維と植物化学成分の7つがあります．この7つの栄養素の性質の違いを**表2-9**に示します．植物化学成分はカロリーがなく，かつ摂取する量も微量なので「微量非栄養素」と呼ばれます．また抗酸化作用や抗炎症作用，抗糖化作用など生体防御機能を向上させ，老化を制御する多様な機能をもちます．飢えを防ぐ時代にはカロリー源としての三大栄養素が重視されましたが，現代人はカロリーを摂り過ぎている状態なので，健康長寿のためには植物化学成分の積極的な摂取が望まれています．なお，野菜や果物とハーブを区別する壁はそれほど明確ではありませんが，一般的には野菜や果物は三大栄養素（カロリー源）と植物化学成分の両方をもち，ハーブは三大栄養素をもたないということになります．また，タマネギとネトルにクエルセチンが含まれるように，それぞれがもつ植物化学成分には共通するものも多くあります．植物化学成分は摂取後に速やかに代謝されるため，日常的に摂取することが必要です．

植物化学（フィトケミカル）成分の分類とがん予防機能

　植物化学成分は，分子構造からポリフェノール，含硫化合物，カロテノイド，多糖類，テルペノイドの大きく5つのグループに分類できます（**図2-1**）．このうちポリフェノールのがん予防機能についてはさまざまなメカニズムが知られていて（**表2-10**），がん細胞がイニシエーション期からプロモーション期へ，さらにプログレッション期へと進むのを多段階で阻止します．こうした機能はポリフェノールがもつ活性酸素の消去といった直接的な抗酸化作用に加えて，標的タンパクへの結合による酵素の調節や，細胞間シグナル伝達および転写因子の調節などによるものです．特徴的な作用機序をもついくつかの植物化学成分を**表2-11**に示します．なお，一つひとつの植物化学成分のがん予防機能はそれほど強くはありませんが，野菜や果物には多様な植物化学成分が含まれ，それらが異なったメカニズムで働くため相乗効果が得られます．

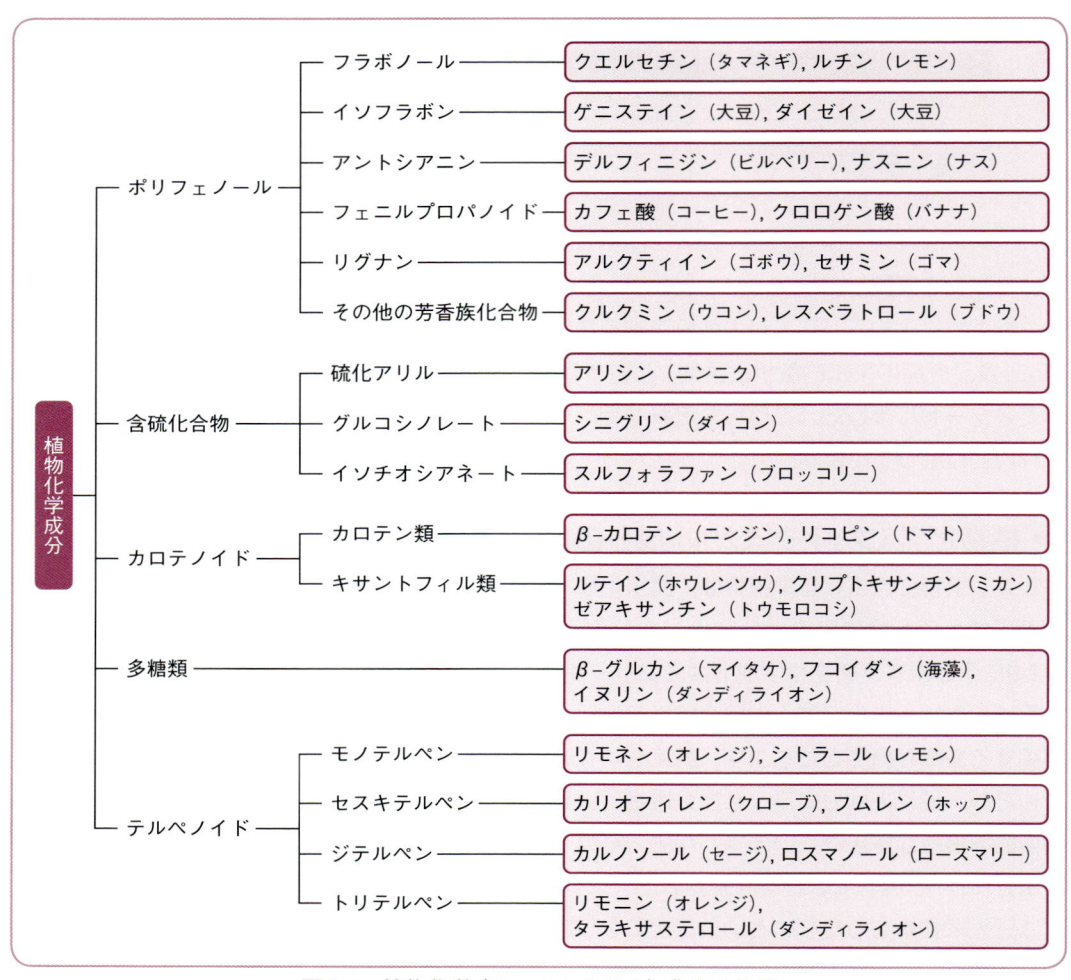

第2章 領域別のアロマ＆ハーブ療法

```
植物化学成分
├─ ポリフェノール
│   ├─ フラボノール ──────── クエルセチン（タマネギ），ルチン（レモン）
│   ├─ イソフラボン ──────── ゲニステイン（大豆），ダイゼイン（大豆）
│   ├─ アントシアニン ─────── デルフィニジン（ビルベリー），ナスニン（ナス）
│   ├─ フェニルプロパノイド ─── カフェ酸（コーヒー），クロロゲン酸（バナナ）
│   ├─ リグナン ─────────── アルクティイン（ゴボウ），セサミン（ゴマ）
│   └─ その他の芳香族化合物 ── クルクミン（ウコン），レスベラトロール（ブドウ）
├─ 含硫化合物
│   ├─ 硫化アリル ────────── アリシン（ニンニク）
│   ├─ グルコシノレート ────── シニグリン（ダイコン）
│   └─ イソチオシアネート ───── スルフォラファン（ブロッコリー）
├─ カロテノイド
│   ├─ カロテン類 ────────── β-カロテン（ニンジン），リコピン（トマト）
│   └─ キサントフィル類 ─────── ルテイン（ホウレンソウ），クリプトキサンチン（ミカン）
│                              ゼアキサンチン（トウモロコシ）
├─ 多糖類 ─────────────── β-グルカン（マイタケ），フコイダン（海藻），
│                              イヌリン（ダンディライオン）
└─ テルペノイド
    ├─ モノテルペン ────────── リモネン（オレンジ），シトラール（レモン）
    ├─ セスキテルペン ──────── カリオフィレン（クローブ），フムレン（ホップ）
    ├─ ジテルペン ──────────── カルノソール（セージ），ロスマノール（ローズマリー）
    └─ トリテルペン ────────── リモニン（オレンジ），
                              タラキサステロール（ダンディライオン）
```

図2-1　植物化学（フィトケミカル）成分の分類

表2-10　ポリフェノールのがん予防機能

①抗酸化作用	⑥チロシンキナーゼ阻害作用
②抗炎症作用（COX阻害など）	⑦性ホルモン調整作用
③抗変異原活性作用	⑧血管新生阻害作用
④アポトーシス誘導作用	⑨がん細胞分化誘導作用
⑤TNF産生抑制作用	⑩代謝酵素調整作用

表2-11　がん予防における植物化学成分の作用機序

分類	植物化学成分	含有食品	作用機序
ポリフェノール	ダイゼイン	大豆	SERM（選択的エストロゲン受容体モジュレーター）
含硫化合物	スルフォラファン	ブロッコリー	薬物代謝酵素フェーズⅠ抑制・フェーズⅡ誘導
カロテノイド	リコピン	トマト	IGF-1（インスリン様成長因子1）抑制
多糖類	β-グルカン	マイタケ	NK細胞上昇，IgA産生上昇
テルペノイド	ロスマノール	ローズマリー	酸化制御，アポトーシス誘導

🌸 がんを防ぐ食生活

食品の機能性研究により，いくつかの抗がん作用をもつ成分が明らかになっていますが，そうした成分のみを集中的に摂取することは健康を損うリスクがあります．何かだけを突出して多く摂ると，全体のバランスが損われるからです．多様な成分の相関が明らかになるにはもうしばらく時間が必要なため，現段階では多様な植物化学成分をまんべんなく摂るようにします．そうした前提をもとに「がんを防ぐ食生活のポイント」を表2-12に示します．「抗炎症食」(p.79) や「デトックス(解毒)プログラム」(p.64) と併せて日常生活で実践します．食事の質を高めることは一次予防のみならず，がんサバイバーの三次予防(再発や転移の予防)の観点からも大切です．なお，がんを防ぐには食生活の改善が重要ですが，精神的なストレスや生きがいといった心理・社会的因子も関与することは，精神腫瘍学 psycho-oncology の研究が示すとおりです．栄養・運動・休養の三本柱を中心に，バランスの良い生活を心がけます．

表2-12　がんを防ぐ食生活のポイント

炭水化物	①便秘を防ぎ腸内環境を整える食物繊維を多く摂ります． ②炎症や耐糖能異常を招く精製糖を控えます．
脂　質	①慢性炎症を招くω6を控え，ω3比率を高めます． ②生体膜を損傷するトランス脂肪酸(マーガリンなど)を控えます．
タンパク質	①肉類を控えめにしてイソフラボンを含む大豆食品を摂ります． ②がん増殖因子を含む牛乳や乳製品を控えます．
植物化学成分	①1日7サービングの野菜や果物を摂取します． ②各種の植物色素成分をまんべんなく摂ります． ※植物色素成分とそれを含む食品を表2-13に示します． ③免疫を賦活するマイタケなどのキノコ類を摂ります． ④飲酒する場合は良質の赤ワインを少量楽しみます．

表2-13　7種(レインボーカラー)の色素成分を含む野菜と果物

カラー	色素成分	野菜・果物
赤	リコピン	トマト，スイカ，レッドグレープフルーツ
	カプサンチン	トウガラシ，赤ピーマン，パプリカ
オレンジ	β-カロテン	ニンジン，カボチャ，ミカン
	ゼアキサンチン	ケール，ブロッコリー，ホウレンソウ
黄	フラボノイド	タマネギ，レモン，リンゴ
	ルテイン	トウモロコシ，カボチャ，ホウレンソウ
緑	クロロフィル	ホウレンソウ，ブロッコリー，ピーマン
紫	アントシアニン	ナス，赤ジソ，ブルーベリー
黒	クロロゲン酸	ゴボウ，ジャガイモ，バナナ
	カテキン	茶，柿，リンゴ
白	イソチオシアネート	ワサビ，ダイコン，キャベツ
	アリシン	ニンニク，ネギ，タマネギ

症例紹介

主訴 乳がん

患者さんは48歳の女性で，大学の教員です．健康診断で右乳房に腫瘍がみつかり，大学病院を受診したところ手術を勧められました．身内の腫瘍内科医にセカンドオピニオンを求めて相談した結果，すぐには治療をせずに経過観察することに決めました．日常生活にまったく支障はありませんが，職場の先輩に乳がんで亡くなった方がいるため，先行きを心配して寝つきが悪くなっています．

レシピ
  サプリメント
    マイタケエキス製剤（β-グルカン含有）
    ビタミンC
    ヘンプ（麻の実）油
  芳香浴
    オレンジ

経過 マイタケエキス製剤をビタミンC（1,000 mg/日）と一緒に毎食後に服用することにしました．また，ヘンプ（麻の実）油を1日10 g，ドレッシングとして，あるいは直接スプーンで摂取しました．食事は1週間のうち1日は肉料理，1日は魚料理，残りの5日は野菜料理とし，ごはん食としました．野菜はニンジン，ブロッコリー，トマト，ニンニクの4種のうち毎日必ず1つは使うようにして，牛乳やマーガリン，糖分の多いスイーツは控えました．また，就寝前に本人の好きなオレンジの精油をディフューザーで寝室に漂わせることで，入眠がスムーズになりました．友人に臨床心理士の資格をもつアロマセラピストを紹介してもらい，月に1度トリートメントを受けながら身の上話を聞いてもらっています．腫瘍がみつかってから2年経ちますが，半年に1度，近所のクリニックで検査を受けていて，現在のところ進行はしていません．

がん緩和ケア

緩和ケアの定義と植物療法の役割り

　WHOでは緩和ケア palliative care の定義（2002年）を「生命を脅かすがんなどの病に直面している患者と家族が抱えている身体的，精神的，社会的，スピリチュアルな苦痛を早期に診断し，適正に対応，治療することで生活の質（QOL）を向上させる医療」としています．またアメリカ臨床腫瘍学会（ASCO）も1998年に「がん治療医は単にがんというがん細胞，がん組織の塊だけを攻撃する医療だけにとらわれるのではなく，がんに罹患した患者に対して早期から最期まで，がんが心と身体に与える苦痛へ配慮した継続した緩和医療，緩和ケアを行うべきである」との声明を出しています．

　現在，わが国ではがん治療法として抗がん剤，外科，放射線の三大治療が行われていますが，これに免疫療法を加えると，がん緩和ケアは「5番目のがん治療」といわれています．がん緩和ケアは，がんと診断されてから最期まで，さらにグリーフケア（遺族の悲嘆のケア）まで包括し，また他の4つのがん治療のすべてに併用することができます．そして最近では，がん緩和ケアそのものに延命効果があることも明らかになっています[5]．

　がん緩和ケアにおける植物療法の役割りは，抗がん剤，外科，放射線といった侵襲的な治療に対して，心と身体への負担をできるだけ軽減し，回復を早めたり，QOLを高めて患者を支えることにあります．また，患者本人が治療に参画することでモチベーションを高めたり，患者と患者をとりまく人々との良好なコミュニケーションのツールになるといった利点があります．

がんの疼痛管理（ペインコントロール）

❶ トータルペイン（全人的な痛み）

　がん患者が感じる痛みは，身体的な痛みにとどまりません．精神的，社会的，そしてスピリチュアルな痛みを含めて4つの観点から捉えた痛みをトータルペイン（全人的な痛み）と呼びます．それぞれの痛みの具体例を図2-2に示します．

　この中でスピリチュアルな痛みというのがわかりにくい概念ですが，スピリチュアリティについては「生きていることの意味をもたせようとすること」「根源的な真実を体験すること」「神聖なものの探求」など，さまざまな解釈や表現があります．スピリチュアリティを考えるうえでのキーワードとしては，「自分と自分以外の人や自然，神とのつながりや関係性」「人生における意義と目的」「命のエネルギー」などがあります．相手のスピリチュアリティにアプローチするには，「あなたの希望や安らぎとなるものは何ですか？」「あなたの強さはどこから得られますか？」といった問いが有効です．

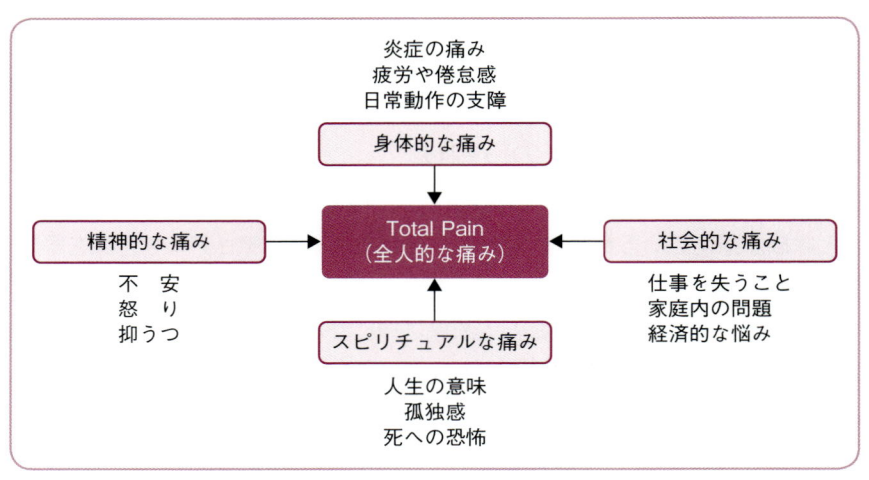

第2章 領域別のアロマ＆ハーブ療法

図2-2　トータルペインの概念（WHO）

- 身体的な痛み
  - 炎症の痛み
  - 疲労や倦怠感
  - 日常動作の支障
- 精神的な痛み
  - 不安
  - 怒り
  - 抑うつ
- 社会的な痛み
  - 仕事を失うこと
  - 家庭内の問題
  - 経済的な悩み
- スピリチュアルな痛み
  - 人生の意味
  - 孤独感
  - 死への恐怖

→ Total Pain（全人的な痛み）

表2-14　疼痛治療に用いられる薬剤の副作用

薬剤	副作用
NSAIDs（非ステロイド性抗炎症薬）	プロスタグランジンの合成を阻害して消炎・鎮痛作用をもたらしますが，副作用として消化性潰瘍や腎障害を起こすリスクがあります．
アセトアミノフェン	消炎作用はほとんどありませんが解熱・鎮痛作用をもたらし，NSAIDsに比べて副作用のリスクが小さい利点があります．しかし，大量に用いると薬物性肝障害を起こすリスクがあります．
オピオイド鎮痛薬（モルヒネなど）	オピオイド受容体に作用して強力な鎮痛作用をもたらしますが，便秘や悪心・嘔吐，眠気などを高頻度に起こします．
鎮痛補助薬	鎮痛効果を高めるために鎮痛薬と併用される薬で，たとえばオピオイドを使用しても治まらない治療抵抗性の痛みに対して用いられます．具体的には抗うつ薬や抗けいれん薬，NMDA受容体拮抗薬やステロイドなどが用いられますが，便秘や眠気，ふらつき，悪心を高頻度に起こします．
ステロイド	食欲不振や疼痛などさまざまな症状に用いられますが，作用機序が不明であることも多く，不眠や抑うつ，せん妄やミオパチー（筋痛や筋力低下など）を起こすリスクがあります．
抗精神病薬	抗がん剤やオピオイド鎮痛薬を使用した際の悪心やせん妄などさまざまな場面で用いられますが，振戦などのパーキンソニズムやアカシジア（不安，焦燥感や不随意運動など）といった薬剤性錐体外路障害を起こすリスクがあります．

❷ 疼痛管理に用いられる薬物とその副作用

がん疼痛の管理において主に身体的痛みに対してはWHO方式三段階除痛ラダーに従ってNSAIDs，アセトアミノフェン，オピオイド鎮痛薬，鎮痛補助薬などの薬物が用いられます．緩和ケアを上手に行うには，こうした薬剤の副作用を知っておくことが大切です（表2-14）．

❸ がん疼痛の種類と植物療法

がん疼痛には侵害受容性疼痛と神経障害性疼痛があり，それぞれの特徴を表2-15に示します．なお，侵害受容性疼痛と神経障害性疼痛では，薬物やメディカルハーブ，精油での適応が異なります．実際にはこの2つのタイプの疼痛は明確に分けることは難しいのですが，おおむねの分類を表2-16に示します．

表2-15 がん疼痛の分類と特徴

痛みの種類		痛みの特徴	痛みの表現	例
侵害受容性疼痛	体性痛	局在が明瞭	うずくような痛み 拍動性の痛み	骨転移 筋の炎症
	内臓痛	局在が不明瞭	重苦しい痛み 押されるような痛み	消化管閉塞 腹部痛や背部痛
神経障害性疼痛		損傷を受けた神経の領域	ピリピリした痛み しびれを伴う痛み	がんの神経への浸潤 化学療法剤の副作用

表2-16 がん疼痛の分類と適応

疼痛の分類	薬物	メディカルハーブ	精油
侵害受容性疼痛	オピオイド鎮痛薬 NSAIDs アセトアミノフェン	ジャーマンカモミール パッションフラワー ジンジャー デビルズクロウ	ラベンダー ローマンカモミール ジンジャー ゼラニウム
神経障害性疼痛	抗うつ薬 抗けいれん薬 NMDA受容体拮抗薬	セントジョンズワート サフラン イチョウ葉 トウガラシ	ペパーミント 筑後樟脳 クロモジ ローズマリー

✿ オイルマッサージの活用と注意点

❶ 作用機序

　疼痛に対するタッチやマッサージによる緩和効果の作用機序については，ゲートコントロール理論の副交感神経刺激による鎮静・鎮痙作用，それに血液やリンパの循環の促進によるものと考えられています．アロマセラピーのオイルマッサージでは，触覚刺激に加えて嗅覚刺激や精油の経皮吸収による薬理作用も加わるため，さらに深いリラクセーション効果が得られます．感覚系と免疫系とのクロストークは，精神神経免疫学 psychoneuroimmunology (PNI) においても明らかになっています．2009年2月に公表された日本緩和医療学会による『がん補完代替医療ガイドライン』で「アロマセラピー・マッサージ」は推奨グレードB（行うように勧められる）に分類され，がんの支持療法（サポーティブケア）として高い評価を得ています．ただし，血小板減少や抗凝固薬を用いている場合にマッサージを行う際は，圧を軽くするなどして出血や内出血に注意します．また骨転移を起こしている場合は，その周辺への施術を避け，骨折に注意します．創傷や放射腺照射による皮膚炎などがある場合には，出血や疼痛の悪化，感染のリスクがあるので施術を控えます．なお，リンパ浮腫に対する徒手的リンパドレナージ manual lymphatic drainage (MLD) は，必ず教育を受けた熟練者が行うようにします．

❷ オイルマッサージとがんの進行

　がん患者へのオイルマッサージによってがんの転移が進むリスクがあるのではないかといった意見がありますが，現在までのところそのような報告はなく，通常行われるようなアロマセラピーのソフトなマッサージであれば，ほぼリスクはないと考えてよいと思います．また，バジルの精油などに含まれるフェノールエーテル（アルケニルベンゼン）のエストラゴール（メチルカビコール）

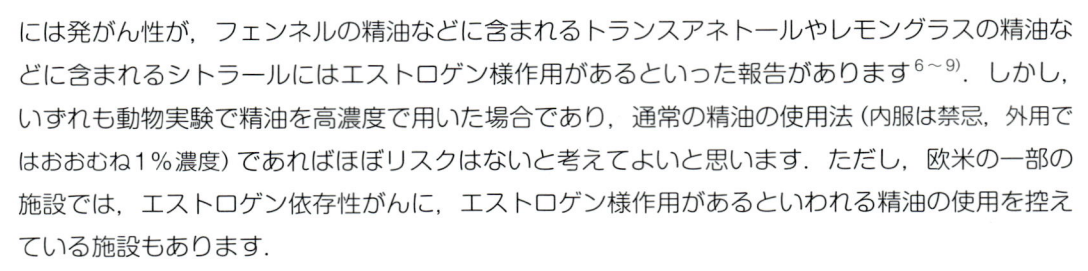

には発がん性が，フェンネルの精油などに含まれるトランスアネトールやレモングラスの精油などに含まれるシトラールにはエストロゲン様作用があるといった報告があります[6〜9]．しかし，いずれも動物実験で精油を高濃度で用いた場合であり，通常の精油の使用法（内服は禁忌，外用ではおおむね1％濃度）であればほぼリスクはないと考えてよいと思います．ただし，欧米の一部の施設では，エストロゲン依存性がんに，エストロゲン様作用があるといわれる精油の使用を控えている施設もあります．

❸ 精油と医薬品の薬物相互作用

一般に，①抗凝固作用の増強，②肝薬物代謝酵素の誘導，③光感受性の増強といった傾向があります．これに加えて，l-メントール，1,8-シネオール，d-リモネン，カンファーには経皮吸収促進作用があるため，精油を外用した場所に経皮吸収剤を用いると，薬物の吸収速度や吸収量に影響を与える可能性があります．最近では，がん疼痛治療薬やアルツハイマー型認知症治療薬などの貼付剤が発売されるなど，貼付剤の種類も増えているので注意が必要です．

芳香蒸留水の活用

精油を蒸留する際に生成する芳香蒸留水には微量の精油成分が溶存しているため，抗菌作用や抗炎症作用，抗不安作用などをもたらします．また皮膚への刺激が少なく，保存も可能で使いやすいため，緩和ケアの領域での活用が進んでいます．精油の成分と芳香蒸留水に溶存している成分は必ずしも一致しないので，溶存している成分を知り，その活用を考えます．繁用されているローズやペパーミント，クロモジの芳香蒸留水の成分分析データを示します（**表2-17**）．

表2-17 芳香蒸留水と精油の精油成分の構成比率

種　類	溶存成分	芳香蒸留水（％）	精油（％）
ローズ （pH 5.9）	フェニルエチルアルコール	75.9	1.5
	シトロネロール	8.0	48.0
	ゲラニオール	6.8	19.9
	リナロール	2.5	1.4
	ファルネソール	—	0.9
ペパーミント （pH 5.7）	l-メントール	49.9	32.0
	メントン	22.7	29.9
	1,8-シネオール	11.1	5.6
	テルピネン-4-オール	2.7	—
クロモジ （pH 4.8）	リナロール	54.0	41.8
	ゲラニオール	11.4	5.4
	1,8-シネオール	4.1	12.5
	テルピネン-4-オール	1.8	1.2

※分析データは『ハーブウォーターの世界』（井上重治著，フレグランスジャーナル社）より引用

また，以下に3種の芳香蒸留水の使用例を示します．

❶ ローズウォーター

弱酸性で収れん性をもつため皮膚の清拭に用いたり，口腔内のケアに用います．保湿に用いる場合には，グリセリンを1〜3%加えてグリセリンローズウォーターとして使用します．口腔内のケアには2〜5倍に水で希釈したもので口をゆすぎます．

❷ ペパーミントウォーター

清涼感と軽い局所麻酔作用をもつため，痛みに塗擦して用いたり，頭皮を清潔に保つためのドライシャンプーとしても用いられます．ほてりや熱感にスプレーして用いる方法もあります．

❸ クロモジウォーター

鎮痛作用と抗菌作用をもつため，痛みに塗擦して用います．また，白癬菌やカンジダの感染予防を目的として皮膚に塗布して使用します．2〜5倍に水で希釈したものを口腔内の洗浄に用いる方法もあります．

🌸 がん患者にみられる症状と植物療法

❶ 悪心・嘔吐

悪心や嘔吐はがん患者に高頻度で生じ，苦痛が強いため衰弱をもたらすことがあります．オピオイド鎮痛薬の副作用によるものや体動によるもの，食事と関係するものや便秘と関係するものなどがあり，心理的背景も重要です．治療には抗ドパミン薬や抗ヒスタミン薬，抗セロトニン薬などが用いられます．

植物療法では，乾燥ショウガの粉末を1日1g内服します．ショウガはセロトニン受容体（5-HT_3）拮抗作用により制吐作用をもたらします．清涼感をもち，平滑筋に調整作用をもたらすペパーミントティーの服用も有効です．アロマセラピーではジンジャーやペパーミントの精油を用いて芳香浴を行います．アロマスティック（スティック型の携帯用芳香器）を使うのもよい方法です．ペパーミントの精油を用いる芳香浴は，抗がん剤服用後1〜2時間で起きる即時型よりも，24〜48時間後に起きる遅延型のほうが効果が高いようです．悪心や嘔吐には10分程度のフットマッサージが効果的な場合もあります．悪心や嘔吐に対する不安や恐れの強い場合は，心理的なアプローチを行います．嘔吐のあとの換気に気をつけ，レモン水で含嗽するなどのケアも大切です．

❷ 便秘・下痢

モルヒネなどのオピオイド鎮痛薬を用いると，ほぼ全例で副作用として便秘が生じます．これはアウエルバッハの神経叢を介してアセチルコリンの遊離が抑制されるためですが，ほかに抗コリン薬や抗精神病薬，抗うつ薬などでも便秘が生じ，QOLを低下させます．治療には浸透圧性下剤や，センノシドなどの大腸刺激性下剤が用いられます．下痢は下剤の過量によるものが多く，治療には抗コリン薬が用いられます．

植物療法ではジャーマンカモミールとペパーミントを2：1の割合でブレンドしたハーブティーを服用します．腸内フローラの改善には，プレバイオティクスであるイヌリンを含むダン

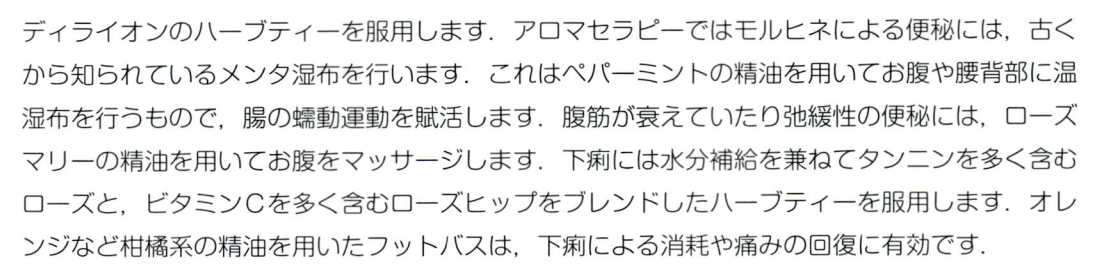

ディライオンのハーブティーを服用します．アロマセラピーではモルヒネによる便秘には，古くから知られているメンタ湿布を行います．これはペパーミントの精油を用いてお腹や腰背部に温湿布を行うもので，腸の蠕動運動を賦活します．腹筋が衰えていたり弛緩性の便秘には，ローズマリーの精油を用いてお腹をマッサージします．下痢には水分補給を兼ねてタンニンを多く含むローズと，ビタミンCを多く含むローズヒップをブレンドしたハーブティーを服用します．オレンジなど柑橘系の精油を用いたフットバスは，下痢による消耗や痛みの回復に有効です．

❸ 倦怠感

　がんに伴う倦怠感はがんサバイバーにもみられ，苦痛を伴う持続性疲労や極度の疲労を特徴とし，高い頻度で起こります．原因はサイトカインが関与する一時的倦怠感と貧血や代謝異常，薬剤などが関与する二次的倦怠感があります．治療には精神刺激薬や抗うつ薬，それに睡眠薬による睡眠の確保や輸液による脱水の改善などが行われます．

　植物療法では，不眠には鎮静作用をもつリンデンやリンデンとペパーミントのブレンドハーブティーを水分補給を兼ねて服用します．なお，不眠に対してバレリアンを，抑うつに対してセントジョンズワートをサプリメントで服用する場合は薬物相互作用のリスクを避けるため，化学療法終了後に行います．ストレスに対する適応力を増強するエゾウコギや，カフェインを含むマテなどのハーブティーを服用する方法もあります．貧血には，ドイツの鉄分補給のための自然飲料であるフローラディクス®を摂取します．アロマセラピーでは心身の活動を活性化するローズマリーやレモン，グレープフルーツの精油と，鎮静作用をもつラベンダーやローマンカモミールの精油を上手に使い分けて，1日の流れの中で活動のめりはりをつけるようにすると効果的です．

❹ 精神症状

　がんによる精神的ストレスは抑うつを招き，また薬剤の副作用によって生じるせん妄や適応障害が高い頻度でもたらされます．せん妄を招く薬剤としてはオピオイド鎮痛薬やベンゾジアゼピン系薬，ステロイドの頻度が高く，治療には抗うつ薬や傾聴などの心理療法，抗精神病薬が用いられます．

　植物療法では，不安や不穏などにジャーマンカモミールとパッションフラワーのブレンドハーブティーを服用するなど，状況に応じてハーブを選びますが，不眠に対してバレリアンを，抑うつに対してセントジョンズワートをサプリメントで服用する場合は薬物相互作用のリスクを避けるため，化学療法終了後に行います．アロマセラピーでは快い香りにつつまれて信頼できるセラピストからマッサージを受けることはストレスから心身を開放し，患者に well-being をもたらします．その際にセラピストは支持的な姿勢でチーム医療に加わり，患者を支えることが大切です．なお，精神症状に対してはメディカルハーブやアロマセラピーに加えて，バッチ博士の花療法が効果的な場合もあり，併用も行われています．レメディを選ぶ際には疾患名や症状で選ぶのではなく，感情をみつめて選ぶことがポイントです．服用法は1回に2滴（レスキューレメディは4滴）を水にたらして飲用します．表2-18にレメディの具体例を示します．

表2-18 緩和ケア領域でよく用いられるレメディ

レメディ	感情の不調和
チェリープラム	心のコントロールを失う恐れ
ゲンチアナ	悲観的，落胆して気持ちが動揺する
ミムラス	恐れや不安，緊張のしすぎ
オリーブ	心身ともに疲労，エネルギーの枯渇
ウィロー	恨み，被害者意識的な怒り
レスキューレメディ*	緊急用，ショックや動揺，過敏

＊レスキューレメディはチェリープラム，インパチエンス，クレマチス，スターオブベツレヘム，ロックローズの5種がブレンドされています．

❺ 口内炎・口腔カンジダ症

　加齢や抗精神病薬の副作用により唾液の分泌が低下すると口腔内が乾燥し，口内炎や真菌（主に *Candida albicans*）による感染症である口腔カンジダ症を起こしやすくなります．これは唾液の自浄作用や抗菌作用が得られなくなるためで，治療にはアフタ性口内炎に消炎薬が，口腔カンジダ症（カンジダ性口内炎）に抗真菌薬が用いられます．

　植物療法ではジャーマンカモミールやセージの濃い抽出液で，できるだけ頻繁に含嗽する方法があります．また口内を清潔にしたあとに，この抽出液にグリセリンを10％ほど加えて粘稠度を高めたものを塗布する方法もあります．ローズまたはクロモジの芳香蒸留水を原液のままスプレーしたり，3〜5倍に希釈したものでマウスリンスしてもよいでしょう．いずれにしても対処したあと30分ほど飲食は控えます．唾液を出す方法としては，酸味のあるハイビスカスティーを口に含んだり飲用したりします．耳の下から顎の下にかけてを軽くマッサージするのもよい方法です．口内炎はひどくなると摂食に影響がでて，低栄養になるため早めの対処を心がけます．

❻ 悪臭による不快感

　病室での排泄物の臭いや，潰瘍など病巣部の悪臭は，患者に不快感をもたらしQOLを低下させます．潰瘍などの悪臭の原因は，潰瘍の壊死過程で脂肪酸類が感染した嫌気性菌によって腐敗することと，創傷部からの出血と滲出液によるものです．精油から揮発した芳香分子は，アンモニアや硫化物などを分解して消臭効果をもたらします．精油はペパーミントやラベンダーがよく用いられます．消毒用エタノール100 mLに精油5〜10滴を希釈するか，または消毒用エタノール10 mLに精油10〜20滴を希釈して水90 mLを加えたものをスプレー容器に入れて散布します．北海道モミや木曽ヒノキ，クロモジなどの森林浴系の精油もアンモニアや硫化物を分解することが確認されています[10]．また，コーヒーの出し殻は，活性炭が悪臭分子を吸着して脱臭するのとは異なるメカニズムによって，活性炭の3倍の脱臭力があることが明らかになっているため[11,12]上手に活用するのもよいでしょう．なお，腸内フローラに大腸菌などが多いと排泄物の悪臭が強くなるので，プレバイオティクスであるイヌリンを含むダンディライオンのハーブティーを継続して服用するといった方法もあります．

症例紹介

主訴 不安・不穏

患者さんは72歳の女性で，胃がんで入院していました．オピオイド鎮痛薬による痛みのコントロールは良好でしたが，ときおり動揺や不安，不穏がみられました．ホリスティック医学を理念におく病院だったので，患者の家族がアロマセラピーのマッサージを施術したいという申し出にはすぐに了解が得られました．

レシピ
- クロモジ　　　　　1滴
- 椿油　　　　　　　5 mL

（比率はこのままで使用量により適宜増量）

経過 患者さんは家族によるフットマッサージを何よりも喜びました．あまり交流がなかった長男の嫁や孫ともフットマッサージをしながら会話をすることができました．また，患者さんは野バラのコレクターだったので，スキンケアや清拭などにローズウォーターを用いると，精油の香りは病室特有の臭い対策にもなりました．入院して半年ほどで，穏やかに看取ることができました．

主訴 がん疼痛

患者さんは85歳の男性です．かぜが長引いたため，念のため検査をしたところ肺がんが発見されました．高齢であることと本人の希望から，手術はしない方針となりました．症状は安定していましたが，1日に1回ほど胸部などに痛みを訴えました．介護している長女がアロマセラピーの知識があり，主治医の許可のもとアロマセラピーを実践しました．

レシピ
- ローマンカモミール　　　1滴
- ペパーミント　　　　　　1滴
- マカデミアナッツ油　　　10 mL

（比率はこのままで使用量により適宜増量）

経過 長女のアドバイスと本人の好みにより，ローマンカモミールとペパーミントをブレンドした精油を用いることに決めました．長女が胸部，肩甲骨，腰部などをこのマッサージオイルでマッサージしていましたが，本人もとても気に入り自分でセルフマッサージを開始しました．1ヵ月ほどで胸部の疼痛は治まりました．介護している長女も介護疲れで肩こりや腰痛，入眠障害がありましたが，患者さんと同じマッサージオイルを使うことで症状が和らぐとともに，コミュニケーションが深まりました．植物療法はケアラー（ケアギバー）のセルフケアに対しても大変有効であるとともに，コミュニケー

ションツールとしても適していることが実感できました.

主訴 抗がん剤の副作用による嘔吐

患者さんは39歳の女性で,婦人科のがんのため入院して化学療法を受けています.毎日23時以後に嘔吐を繰り返すため,制吐薬を服用したり,食事内容を変更したり,看護師による激励などを行ったりしましたが,あまり嘔吐を抑えることはできませんでした.そこで,アロマセラピーの知識をもつ看護師が,悪心や嘔吐を抑えるためにペパーミントの香りを用いたらどうかと提案したところ,本人の同意が得られたので実施しました.

レシピ ペパーミント　　3滴

経過 アロマディフューザー(水に精油をたらしてセットし,超音波で精油を揮散させる器具)に水とペパーミントの精油をセットし,寝るときに足側となるベッドの下(床)に置くことにしました.香りの揮散は毎日21時から翌朝6時まで持続的に行いました.その結果,夜間の嘔吐回数がおよそ1/3に減少し,本人からも安眠効果が得られたとの言葉をもらいました.今回のペパーミントの香りによる制吐効果については,本人がペパーミントの香りをとても好んでいたことも結果に好影響を与えたように思います.

文献

1) WCRF/AICR The second Expert Report 2007.
2) Kodama N et al.: Maitake D-Fraction enhances antitumor effects and reduces immunnosuppression by mitomycin C in tumor-bearing mice, Nutrition, 21: 624-629, 2005.
3) 海老名卓三郎:南米産樹木茶タヒボ抽出物の抗腫瘍効果. Biotherapy, 12: 495-500, 1998.
4) 海老名卓三郎:樹木茶タヒボ抽出物の抗腫瘍効果―他生物製剤との比較―. Biotherapy, 61: 321-327, 2002.
5) Temel JS et al.: Early Palliative Care for Patients with Metastatic Non-Small-Cell Lung Cancer. N Engl J Med, 363: 733-742, 2010.
6) Miller EC et al.: Structure-activity studies of the carcinogenicities in the mouse and rat of some naturally occurring and synthetic alkenylbenzene derivatives related to safrole and estragole. Cancer Res, 43: 1124-1134, 1983.
7) Zondek B et al.: Phenol methyl ethers as oestrogenic agents. Biochem J, 32: 641-645, 1938.
8) Albert-Puleo M: Fennel and anise as estrogenic agents. J Ethnopharmacol, 2: 337-344, 1980.
9) Geldof AA et al.: Estrogenic action of commonly used fragrant agent citral induces prostatic hyperplasia. Urol Res, 20: 139-144, 1992.
10) 大平辰朗ほか:第38回日本木材学会大会研究発表要旨集, p.363, 1988.
11) 光貞由美子ほか:蓄尿瓶のアンモニア臭に対する湿ったコーヒー豆の有用性.第27回日本看護学会収録―看護総合―, pp.83-86, 1996.
12) 光貞由美子ほか:悪臭原因としてのアンモニア臭に対するコーヒー豆カスシートの利用(第2報).第28回日本看護学会収録―看護総合―, pp.230-232, 1997.

資料

精油とハーブのモノグラフ

臨床で用いる精油12種	128
臨床で用いるハーブ48種	140

資料 精油とハーブのモノグラフ

木曽ヒノキ

- 学　名　　*Chamaecyparis obtusa*
- 英　名　　Hinoki
- 科　名　　ヒノキ科
- 主産地　　長野県木曽郡上松町
- 抽出部位　枝部
- 抽出方法　水蒸気蒸留法
- 主要成分　カジネン20〜24％，α-ピネン15％，カジノール6％
- 作　用　　緩和，抗菌
- 注　意　　特になし
- 品質基準　FCC：記載なし
　　　　　　AFNOR：記載なし
　　　　　　ISO：記載なし
- 規　制　　IFRA：規制なし
- 安全性　　記載なし
　（RIFM）

　木曽ヒノキなどの針葉樹は，テルペン化合物を発します．テルペン化合物がもたらす森林浴効果については，ストレス時に増加するコルチゾールの減少や副交感神経系の亢進，さらにはナチュラルキラー（NK）細胞の活性化などが報告されています．国内外を問わず樹木系精油の活用法には，気管支炎や喘息に芳香浴や蒸気吸入で用いる方法と，関節リウマチや関節炎，神経痛に塗擦や部分浴で用いる方法があります．たとえば，ベンゾイン（和名：安息香）精油（*Styrax tonkinensis*）はその名が示すとおり咳や気管支炎に蒸気吸入で用いられ，ジュニパー精油（*Juniperus communis*）やサイプレス精油（*Cupressus sempervirens*）は代謝産物のドレナージュ（排出）を目的にオイルマッサージや入浴で用いられます．そのほかの国産の樹木精油については，北海道モミ精油（*Abies sachalinensis*）に含まれる酢酸ボルニルはビジランス効果（注意力の持続）に優れ，青森ヒバ精油（*Thujopsis dolabrata*）に含まれるヒノキチオール（β-ツヤプリシン）は強力な抗菌活性をもつため空気の浄化や衛生を目的に用いられます．さらに，埼玉や伊豆高原で蒸留されているクロモジ精油（*Lindera umbellata*）はリナロールを40％以上含むため，消炎，鎮痛，血行促進を目的に用いられ，筑後樟脳精油（*Cinnamomum camphora*）はカンファーを50％以上含むため，「カンフル剤」の例えどおり呼吸器系の賦活や局所の鎮痛を目的に，ペパーミント精油や和薄荷精油（*Mentha arvensis*）とブレンドして用いられます．

クラリセージ

- 学　名　　*Salvia sclarea*
- 英　名　　Clary sage
- 科　名　　シソ科
- 主産地　　フランス，モロッコ
- 抽出部位　葉部，花部
- 抽出方法　水蒸気蒸留法
- 主要成分　酢酸リナリル70〜80％，リナロール5〜15％，スクラレオール0.8〜2.0％
- 作　用　　鎮静，鎮痙，緩和，ホルモン分泌調整
- 注　意　　エストロゲン様作用，アルコールとの併用
- 品質基準　FCC：酢酸リナリルとして，48〜75％を含有すること
　　　　　　AFNOR：酢酸リナリルとして，66〜82％を含有すること
　　　　　　ISO：AFNORと同じ
- 規　制　　IFRA：規制なし
- 安全性　　経口LD_{50}：ラット5.6 g/kg　　経皮LD_{50}：ラビット＞2 g/kg
　(RIFM)　　皮膚刺激：マウス；記載なし，ラビット；穏やかな皮膚刺激あり
　　　　　　ヒト皮膚刺激：8％（希釈なし）　　ヒト皮膚感作：8％（希釈なし）
　　　　　　光毒性：なし

✻　✻　✻

　クラリセージ精油に含まれるジテルペンアルコールのスクラレオールは，構造活性相関からエストロゲン様作用をもつことが推察されます．精油に含まれるエステル類は鎮痙作用をもたらしますが，クラリセージ精油にはエステル類の酢酸リナリルが70〜80％も含まれるため，心身の緊張を緩めます．月経痛や月経前症候群にクラリセージ精油を用いたオイルマッサージがしばしば奏効するのは，こうした成分が自律神経–内分泌系を介して作用し，平滑筋の緊張やけいれんを鎮めることによります．クラリセージ精油に含まれるスクラレオールのほかにエストロゲン様作用をもつと考えられる成分としては，ニアウリ精油（*Melaleuca viridiflora*）に含まれるセスキテルペンアルコールのビリジフロロールや，アニス精油（*Pimpinella anisum*），フェンネル精油（*Foeniculum vulgare*）に含まれるフェニルメチルエーテルのトランスアネトールおよびその二量体，またサイプレス精油（*Cupressus sempervirens*）に含まれるジテルペンアルコールのマノオールなどがあります．こうした精油をエストロゲン製剤やタモキシフェンなどの抗エストロゲン薬，経口避妊薬などと併用する場合は，理論上，相互作用が発現する可能性があるので注意が必要です．

資料　精油とハーブのモノグラフ

高知ユズ

- 学　名　　*Citrus junos*
- 英　名　　Yuzu
- 科　名　　ミカン科
- 主産地　　高知県四万十町
- 抽出部位　果皮
- 抽出方法　水蒸気蒸留法 または 圧搾法
- 主要成分　リモネン75〜77％，γ-テルピネン8〜10％，β-フェランドレン3％
- 作　用　　緩和，血行促進
- 注　意　　入浴に使用する際は皮膚刺激に注意する
- 品質基準　FCC：記載なし
　　　　　　AFNOR：記載なし
　　　　　　IOS：記載なし
- 規　制　　IFRA：柑橘系としてベルガプテン75 ppm以下で調合香料に使用する
- 安全性　　記載なし
  （RIFM）

　高知ユズ精油の主要成分であるモノテルペン系炭化水素のリモネンは，経皮吸収に優れ，血管を拡張して血行を促進します．このことから，わが国に古くから伝わる冬至に柚子湯に入る習慣は，科学的にも正しいことがわかります．柑橘類の精油は数多く知られていますが，高知ユズ精油には，ユズ独特の芳香成分としてユズノンなどが含まれています．オレンジ精油 (*Citrus sinensis*) やマンダリン精油 (*Citrus reticulata*) などの甘く，暖かい香りは心身をリラックスさせ，その一方でレモン精油 (*Citrus limon*) やグレープフルーツ精油 (*Citrus paradisi*) などのシャープな香りは心身をリフレッシュさせてくれます．グレープフルーツ精油の香りは，植物精油には珍しく交感神経系を亢進し，基礎代謝を高めることでダイエット効果をもたらします．また，フレーバーティーのアールグレイはベルガモット精油 (*Citrus bergamia*) の香りを茶葉に付香したものですが，ベルガモット精油はほかの柑橘類の精油との共通成分であるリモネン以外にも，エステルの酢酸リナリルやモノテルペンアルコールのリナロールを含むため，鎮静・鎮痙作用をもたらします．なお，ベルガモット精油に含まれるベルガプテン (5-メトキシソラレン) は光毒性のリスクがあるため，使用する際に紫外線を避けるなど注意が必要です．

ゼラニウム

- 学　名　　*Pelargonium graveolens*
- 英　名　　Geranium
- 科　名　　フウロソウ科
- 主産地　　レユニオン島
- 抽出部位　葉部
- 抽出方法　水蒸気蒸留法
- 主要成分　シトロネロール21〜28％，ゲラニオール14〜18％，リナロール10〜14％
- 作　用　　鎮静，鎮痙，消炎
- 注　意　　特になし
- 品質基準　FCC：記載なし
　　　　　　AFNOR：イソメントンとしてケトン類を16〜58％含有すること
　　　　　　ISO：同上
- 規　制　　IFRA：規制なし
- 安全性　　経口LD_{50}：ラット＞5 g/kg　　経皮LD_{50}：ラビット＞2.5 g/kg
　(RIFM)　　皮膚刺激：ラビット；穏やかな皮膚刺激あり
　　　　　　ヒト皮膚刺激：10％（希釈なし）　　ヒト皮膚感作10％（希釈なし）
　　　　　　光毒性：特になし

　ゼラニウム精油は「ローズゼラニウム」と呼ばれるようにバラ様の芳香を放ち，その作用の特徴は「バランス」がキーワードです．自律神経−内分泌系に働きかけて心身のバランスやホルモンバランス，それに皮脂分泌のバランスを回復します．そのためストレスによる心身の緊張や不安，月経前症候群や皮脂分泌の不調による皮膚のトラブルなどに用いられます．ゼラニウム精油に含まれるシトロネロールとゲラニオールは，好中球の活性を抑制して消炎作用をもたらします．また，シトロネロールとリナロールは，行動薬理の実験でベンゾジアゼピン系薬とは異なるメカニズムで抗不安作用をもたらし，さらにリナロールは，グルタミン酸受容体を阻害することにより鎮痛作用をもたらします．なお，マダガスカル島の東450 kmのインド洋上に浮かぶレユニオン島（フランス領で，かつての名称はブルボン島）は芳香植物の宝庫で，この島で栽培，蒸留されたゼラニウム精油はバーボン（ブルボン）タイプとされ，エジプト産や中国産に比べてゲラニオールの含有量が多く，芳香が優れていることで知られています．

🌸 **資料** 精油とハーブのモノグラフ

ティートリー

- 学　名　　*Melaleuca alternifolia*
- 英　名　　Tea tree
- 科　名　　フトモモ科
- 主産地　　オーストラリア，ジンバブエ
- 抽出部位　葉部
- 抽出方法　水蒸気蒸留法
- 主要成分　テルピネン-4-オール30〜45％，1,8-シネオール3〜15％
- 作　用　　消炎，鎮痛，抗菌，免疫賦活
- 注　意　　特になし
- 品質基準　FCC：記載なし
　　　　　　AFNOR：記載なし
　　　　　　ISO：記載なし
　　　　　　［オーストラリアでの標準規格では，テルピネン-4-オール30％以上，かつ1,8-シネオール15％以下と規定されています（AS2782-1985）］
- 規　制　　IFRA：規制なし
- 安全性　　経口LD_{50}：ラット1.9 g/kg　　経口LD_{50}：ラビット＞5 g/kg
  （RIFM）　皮膚刺激＊：マウス2.5％（希釈なし）　　光毒性：なし
　　　　　　＊Scientific Committee on Consumer Products（SCCP）資料

❈ ❈ ❈

　ティートリー精油はもっぱら抗菌作用を目的に用いられます．その抗菌作用の特徴は，ウイルスや細菌，真菌や原虫まで幅広い活性を示すことです．また，メチシリン耐性黄色ブドウ球菌（MRSA）やバンコマイシン耐性腸球菌（VRE）といった薬剤耐性菌にも活性を示す一方，乳酸菌などヒト常在菌には感受性が低いため抗菌薬に比べて侵襲性が低いことも利点の一つです．ティートリーの主要成分であるテルピネン-4-オールは抗菌作用だけではなく，プロスタグランジンの産生抑制による消炎作用や，白血球の分化を促進することによる免疫賦活作用をもちます．ティートリー精油はESCOPモノグラフ2009に収載されていて，適応はフルンケル症，水虫，爪白癬，フケなどの細菌および真菌感染症とMRSAに対する院内感染対策，それにトリコモナス腟炎やカンジダ腟炎，子宮頸管炎関連などの腟感染症とされています．ティートリー精油は皮膚や粘膜への刺激が少ないので，かぜや水虫，カンジダ症やニキビなどに吸入や洗浄，塗布などの方法で，基剤に対し1〜5％の濃度で用いられます．臨床応用の際は，オーストラリアの標準規格を満たす品質の精油を用いることが大切です．

ネロリ

- 学　名　　*Citrus aurantium*
- 英　名　　Neroli
- 科　名　　ミカン科
- 主産地　　チュニジア，フランス，モロッコ
- 抽出部位　花部
- 抽出方法　水蒸気蒸留法
- 主要成分　リナロール30～40％，リモネン10～15％，酢酸リナリル7～9％
　　　　　　ネロリドール3～5％，ファルネソール1～3％
- 作　用　　鎮静，鎮痙，消炎，高揚
- 注　意　　特になし
- 品質基準　FCC：記載なし
　　　　　　AFNOR：GCで分析値の記載あり
　　　　　　ISO：同上
- 規　制　　IFRA：規制なし
- 安全性　　経口LD_{50}：ラット4.4～4.6 g/kg　　経皮LD_{50}：ラビット＞5 g/kg
  (RIFM)　皮膚刺激：マウス；記載なし，ラビット；記載なし
　　　　　　ヒト皮膚刺激：4％（希釈なし）　ヒト皮膚感作4％（希釈なし）
　　　　　　光毒性：なし

✻　✻　✻

　ネロリ精油はオレンジフラワーを蒸留して得た精油で，セスキテルペンアルコールのネロリドールやファルネソールを含み，香水原料に用いられるほど豊潤な香りを漂わせます．またネロリ精油の香りは抑うつやメランコリーといった生命力の低下に対し，前向きに生きる気力や活力を与えることで知られています．ネロリ精油を蒸留する際に生成するオレンジフラワーウォーター（ネロリ水）は溶存する精油の40％ほどを抗不安作用をもつリナロールが占め，動揺や不穏を鎮める目的で用いられます．精油のもつ紫外線により発生した活性酸素を消去する作用や慢性炎症を緩和する作用が明らかになるにつれ，植物美容と皮膚科領域をつなぐ植物-皮膚科学（phyto-dermatology）に注目が集まっています．特にネロリやラベンダー，ローズやローマンカモミールの精油は，皮膚への直接的効果に加えて嗅覚系を介した生理・心理効果も得られるため，香粧品への活用が進んでいます．なお，ネロリやローズの精油は一般的な希釈濃度である1％では香りが強すぎるので，0.5％程度で使用します．

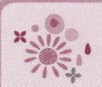

ペパーミント

- 学　名　　*Mentha piperita*
- 英　名　　Peppermint
- 科　名　　シソ科
- 主産地　　アメリカ，イギリス，フランス
- 抽出部位　葉部
- 抽出方法　水蒸気蒸留法
- 主要成分　l-メントール35～45％，l-メントン17～20％，1,8-シネオール5～7％，酢酸メンチル3.5～4.0％
- 作　用　　消炎，鎮痛，鎮痙，脳機能賦活
- 注　意　　ケトン類による神経毒性およびl-メントールによる気道の収縮などに注意
- 品質基準　FCC：酢酸メンチルとしてエステル類5.0％を，メントールとして50％を下まわらないこと
  AFNOR：フランス産，イタリア産ほか，各規格表あり
  ISO：AFNORと同じ
- 規　制　　IFRA：規制なし
- 安全性　　経口LD$_{50}$*：ラット4.44g/kg　　経皮LD$_{50}$*：ラビット報告なし
  （RIFM）　皮膚感作：可能性あり
  ＊National Institute of Occupational Safety and Health（NIOSH）の資料

✿　✿　✿

　ペパーミント精油の主要成分であるl-メントールは，平滑筋の細胞膜でカルシウムイオンチャネルのモジュレーターとして働き，鎮痙作用をもたらします．また，ペパーミント精油の清涼感はl-メントールが温度受容体であるTRPM8のアゴニストとして作用することによります．ちなみにペパーミント精油とブレンドして用いられることが多い樟脳精油の主要成分であるカンファーは，TRPV3受容体のアゴニストとして作用します．ペパーミント精油はESCOPモノグラフ2003に収載されていて，適応はかぜや咳，関節リウマチや緊張型頭痛，瘙痒症やじん麻疹，皮膚の刺激痛の緩和とされています．また，かぜや咳での蒸気吸入には熱湯に3～4滴を滴下し，緊張型頭痛には10％溶液を額やこめかみに擦り込むとしています．日本薬局方（第16改正）にはハッカ（*Mentha arvensis*）を原料としたハッカ油が収載されていて，適用としては芳香性健胃薬や局所刺激剤（パップ剤やプラスターなど）としています．スイスの医薬品であるcolpermin®は過敏性腸症候群を適応とした精油製剤（腸溶コーティング剤）で，1カプセル中にペパーミント精油187mgを含有し，1回1カプセルを1日3回食前に服用します．

ユーカリ

- 学　名　*Eucalyptus globulus*
- 英　名　Eucalyptus
- 科　名　フトモモ科
- 主産地　オーストラリア，スペイン
- 抽出部位　葉部
- 抽出方法　水蒸気蒸留法
- 主要成分　1,8-シネオール60～80％，α-ピネン10～20％
- 作　用　抗菌，去痰
- 注　意　特になし
- 品質基準　日本薬局方：1,8-シネオールとして，70％以上他規格基準あり
  FCC：1,8-シネオールとして，70％以上を含有する
  AFNOR：1,8-シネオールとして，58％以上を含有する
  ISO：AFNORと同じ
- 規　制　IFRA：規制なし
- 安全性　【ユーカリプトールとして】　経口LD_{50}：ラット2.48 g/kg
  （RIFM）　　　　　　　　　　　　　経皮LD_{50}：ラビット＞5 g/kg
  経口LD_{50}＊：ラット4.44 g/kg　　経皮LD_{50}＊：ラビット＞5 g/kg
  皮膚刺激：マウス；なし，ラビット；穏やかな刺激あり
  ヒト皮膚刺激：10％（希釈なし）　ヒト皮膚感作：10％（希釈なし）
  光毒性：なし
  ＊National Institute of Occupational Safety and Health（NIOSH）の資料

　ユーカリ精油の主成分である1,8-シネオールは吸入することで気道の腺分泌を促進して痰を薄め，また反射的に線毛運動を亢進して去痰作用をもたらします．また1,8-シネオールはプロスタグランジンやサイトカインの産生を抑制することによる消炎作用や抗ダニ作用をもつため，清涼感のある香りと相まって，蒸気吸入や芳香浴で花粉症や副鼻腔炎，かぜや気管支炎に用いられます．ユーカリ油はESCOPモノグラフ2003に吸入剤やリニメント剤，軟膏剤やマウスウォッシュなどの剤形でかぜや関節リウマチを適応に収載されています．また，ユーカリ油は日本薬局方（第16改正）にも，うがい薬および去痰薬への添加（賦香料）を適用として収載されています．ちなみにESCOPも局方も，ユーカリ油の品質規準として，1,8-シネオールは70％以上を規定しています．ユーカリ油の1,8-シネオールやペパーミント油の*l*-メントール，オレンジ油の*d*-リモネンなどの成分は，薬物の経皮吸収を促進するため，ニコチンパッチなどの経皮吸収型製剤では，精油と薬物との相互作用に注意が必要です．

資料　精油とハーブのモノグラフ

ラベンダー

- 学　名　　*Lavandula angustifolia*
- 英　名　　Lavender
- 科　名　　シソ科
- 主産地　　フランス
- 抽出部位　花部，葉部
- 抽出方法　水蒸気蒸留法
- 主要成分　酢酸リナリル30～50％，リナロール25～35％
- 作　用　　鎮静，鎮痙，消炎，抗菌
- 注　意　　特になし
- 品質基準　FCC：エステル含量（酢酸リナリル）として，少なくとも35％を含むこと
  　　　　　AFNOR：エステル含量（酢酸リナリル）として，少なくとも38～58％を含むこと
  　　　　　ISO：AFNORと同じ
- 規　制　　IFRA：規制なし
- 安全性　　経口LD_{50}：ラット＞5g/kg　　経皮LD_{50}：ラビット＞5g/kg
  （RIFM）　皮膚刺激：マウス；なし，ラビット；わずかに刺激あり
  　　　　　ヒト皮膚刺激：16％（希釈なし）　　ヒト皮膚感作：16％（希釈なし）
  　　　　　光毒性：なし

　ラベンダー精油は，精油成分のおよそ30～50％をエステル類の酢酸リナリルが占めます．エステル類は平滑筋に鎮痙作用をもたらすため，酢酸リナリルの含有量の多いラベンダー精油ほどリラックス効果が得られることになります．もう一つの主要成分であるモノテルペンアルコールのリナロールは，グルタミン酸受容体と神経伝達物質のグルタミン酸との結合を阻害して神経伝達を抑えることで鎮痛作用をもたらします．また行動薬理の実験で，ラベンダー精油のリナロールは抗不安作用をもたらしますが，この作用がベンゾジアゼピン系薬の拮抗薬であるフルマゼニルによって拮抗されないことから，GABA受容体を介さずに抗不安作用が発現していると考えられています．ESCOPモノグラフ2009にはラベンダーの花とともに精油が収載されていて，適応は不眠や不安，興奮などの気分障害と腹部の機能性障害とされています．ドイツの抗不安薬Lasea®（silexan）は精油製剤で，1カプセル中にラベンダー精油80mgを含有し，18歳以上の成人を対象として1日1カプセルの服用とされています．

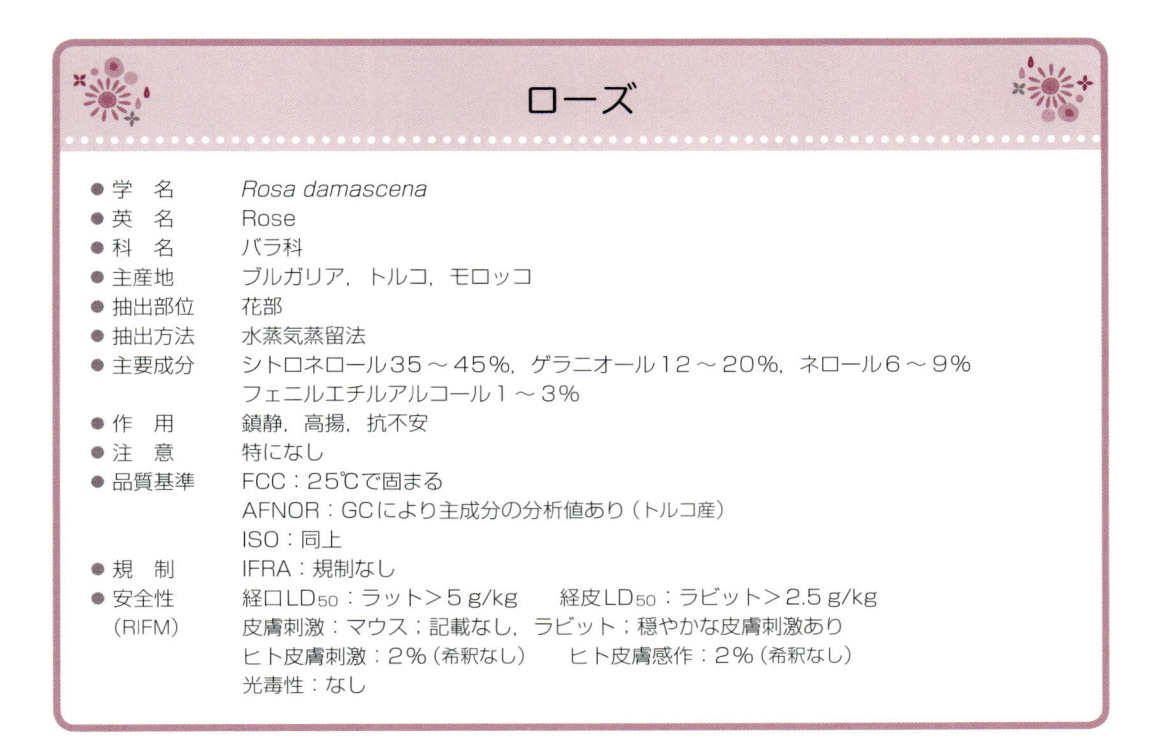

ローズ

- 学　名　　*Rosa damascena*
- 英　名　　Rose
- 科　名　　バラ科
- 主産地　　ブルガリア，トルコ，モロッコ
- 抽出部位　花部
- 抽出方法　水蒸気蒸留法
- 主要成分　シトロネロール 35〜45%，ゲラニオール 12〜20%，ネロール 6〜9%
　　　　　　フェニルエチルアルコール 1〜3%
- 作　用　　鎮静，高揚，抗不安
- 注　意　　特になし
- 品質基準　FCC：25℃で固まる
　　　　　　AFNOR：GCにより主成分の分析値あり（トルコ産）
　　　　　　ISO：同上
- 規　制　　IFRA：規制なし
- 安全性　　経口 LD_{50}：ラット>5 g/kg　　経皮 LD_{50}：ラビット>2.5 g/kg
　（RIFM）　皮膚刺激：マウス；記載なし，ラビット；穏やかな皮膚刺激あり
　　　　　　ヒト皮膚刺激：2%（希釈なし）　ヒト皮膚感作：2%（希釈なし）
　　　　　　光毒性：なし

✤　✤　✤

　ローズ精油の豊潤な香りは「香りの女王」と称えられ，更年期の自律神経失調症や不定愁訴，不妊など婦人科系の不調に用いられます．こうした作用は直接的なホルモン様作用ではなく，嗅覚を介した情動の安定と自律神経‒内分泌系の調和によるものと考えられます．行動薬理の実験でローズ精油のシトロネロールとフェニルエチルアルコールは抗不安作用をもたらしますが，この作用がベンゾジアゼピン系薬の拮抗薬であるフルマゼニルによって拮抗されないことからGABA受容体を介さずに抗不安作用が発現していると考えられています．ローズの芳香蒸留水（バラ水）は溶存する精油のおよそ75%をフェニルエチルアルコールが占めるため，悲嘆や抑うつを改善し，またpHがおよそ5.9なので弱酸性の収れん性化粧水として全身に用いられます．ローズ精油にはステアロプテンと呼ばれる花ロウ成分が含まれるため，気温が10℃ほどに下がると固化することがありますが，ビンを手で温めれば液体に戻ります．なお，バラの花弁を溶剤抽出したローズアブソリュートは，成分の65〜75%をフェニルエチルアルコールが占めています．

資料　精油とハーブのモノグラフ

ローズマリー

- 学　名　　*Rosmarinus officinalis*
- 英　名　　Rosemary
- 科　名　　シソ科
- 主産地　　フランス，モロッコ，チュニジア，スペイン
- 抽出部位　葉部
- 抽出方法　水蒸気蒸留法
- 主要成分　α-ピネン20〜30％，1,8-シネオール15〜25％，カンファー10〜20％
- 作　用　　血行促進，脳機能賦活
- 注　意　　ロットごとの構成成分の差に注意する
- 品質基準　FCC：酢酸ボルニルとして，エステル類1.5％を下まわらないこと
　　　　　　　　　ボルネオールとして，8.0％を下まわらないこと
　　　　　　AFNOR：GCでの各成分規格表あり（モロッコ，チュニジア産およびスペイン産）
　　　　　　ISO：AFNORと同じ
- 規　制　　IFRA：規制なし
- 安全性　　経口LD_{50}：ラット5 g/kg　　経皮LD_{50}：ラビット＞10 mg/kg
  （RIFM）　皮膚刺激：ラビット；穏やかな刺激あり
　　　　　　ヒト皮膚刺激：10％（希釈なし）　ヒト皮膚感作：10％（希釈なし）
　　　　　　光毒性：テストなし

✿　✿　✿

　ドイツの植物療法の第一人者であるルドルフ・ヴァイス教授（1895年−1991年）は，ローズマリーの効果は循環と神経系，特に血管−神経系に対する全身的なトーヌス（生体防御能としての心身の張力）の強化であるとし，この効果を主にカンファーによるものとしています．そして低血圧症も含め，循環器の慢性的な虚弱症状すべてに対する優れた薬剤であると述べています．さらにヴァイス教授は老化現象を防ぎ，治療と予防に役立つ一連のメディカルハーブをPhyto-Geriatric（老年症候群に対して用いる植物薬）として分類し，その例としてローズマリーやホーソン，ガーリックや朝鮮人参をあげています．わが国でも，日昼にはローズマリーやレモンなど賦活系の精油を用い，夕方から夜間にかけてはラベンダーやオレンジなど鎮静系の精油を用いて芳香浴を行い，記憶力の低下や認知症の予防に役立てるといった臨床応用が進んでいます．なお，メディカルハーブとしてのローズマリーにおける抗酸化力の強さは，精油に加えてロスマリン酸などのポリフェノールやロスマノール，カルノソールといったジテルペン化合物などの相乗効果によるものです．

ローマンカモミール

- 学　名　　*Anthemis nobilis*
- 英　名　　Roman chamomile
- 科　名　　キク科
- 主産地　　ドイツ，フランス，モロッコ
- 抽出部位　花部
- 抽出方法　水蒸気蒸留法
- 主要成分　アンゲリカ酸イソブチル30〜40％，アンゲリカ酸イソアミル5〜25％
　　　　　　アンゲリカ酸メチル6〜10％
- 作　用　　鎮静，鎮痙，緩和
- 注　意　　特になし
- 品質基準　FCC：エステル価250〜310の範囲内であること
　　　　　　AFNOR：エステル価250〜340の範囲内であること
　　　　　　ISO：AFNORと同じ
- 規　制　　IFRA：規制なし
- 安全性　　経口LD$_{50}$：ラット5g/kg　　　経皮LD$_{50}$：ラビット>5g/kg
 （RIFM）　皮膚刺激：マウス；なし，ラビット；穏やかな皮膚刺激あり
　　　　　　ヒト皮膚刺激：4％（希釈なし）　ヒト皮膚感作：4％（希釈なし）
　　　　　　光毒性：なし

※ ※ ※

　エステル類の鎮痙作用の強さは，そのエステルを構成する酸の炭素原子数におおむね比例するとされています．ラベンダー精油などに含まれる酢酸リナリルの酸を構成する炭素原子は2つですが，ローマンカモミール精油に含まれるアンゲリカ酸エステルの酸は5つであり，しかもエステル類の含有量が多いもので70％を超すため，ローマンカモミール精油は平滑筋の緊張を緩める目的では最も適した精油と考えられます．ちなみに，片頭痛や緊張型頭痛などに用いられるバターバー（*Petasites hybridus*）の主要成分で，自律神経系の調整や鎮痙作用をもたらすペタシンは，アンゲリカ酸とセスキテルペンアルコールであるペタソールのエステルです．また，ローマンカモミールの精油に比べて，近縁種のジャーマンカモミール（*Matricaria chamomilla*）の精油は青色を呈します．これはジャーマンカモミールの成分であるマトリシンが，蒸留の過程で加水分解，脱水，脱炭酸を経て青色のカマズレンを生じるためです．そのためジャーマンカモミール精油は，主にカマズレンやα-ビサボロールのヒスタミン遊離阻害などによる消炎作用を目的に用いられます．

資料　精油とハーブのモノグラフ

赤ブドウ葉

- 学　名　　*Vitis vinifera*
- 英　名　　Red vine leaf
- 科　名　　ブドウ科
- 使用部位　葉部
- 成　分　　フラボノイド 3.5％まで（主にクエルセチン配糖体）
　　　　　　アントシアニン 0.1〜1.5％（シアニジン，マルビジン）
　　　　　　縮合型タンニン（プロアントシアニジン）約4％
　　　　　　ほかにヒドロキシケイヒ酸などの芳香族化合物
- 適　応　　内用：慢性静脈不全（WidmerステージⅠ〜Ⅱ）＊，静脈瘤による脚部疼痛
　　　　　　外用：静脈瘤（局所）

> ＊Widmerによる慢性静脈不全（CVI）のクラス分類
> 　ステージⅠ：皮下静脈拡張，浮腫
> 　ステージⅡ：栄養障害（皮膚炎，皮膚硬化症，白色萎縮症）
> 　ステージⅢ：脚部潰瘍

- 用法・用量　内用：乾燥葉10gを熱湯250mLで抽出したものを1日2〜4杯服用
　　　　　　　外用：乾燥葉60〜80gをデコクション（煎剤）とし，入浴または足浴で使用
- 禁　忌　　知られていない
- 注意事項　知られていない
- 相互作用　報告なし
- 出　典　　ESCOPモノグラフ2009
- 安全性　　AHPA安全性ハンドブックによるクラス分類：記載なし

　ブドウの果実や葉は伝統的に植物療法で活用されてきましたが，フランス人は高脂肪食にもかかわらず虚血性心疾患による死亡率が低いという"フレンチパラドックス"が1979年に発表されたのを機に，新たにその機能性が注目されました．特に，プロアントシアニジンやアントシアニン，レスベラトロールなどを豊富に含む赤ブドウの葉は血管内皮細胞に作用し，毛細血管の透過性の抑制や抗炎症，コラゲナーゼ阻害や血小板凝集阻害により，軽度の静脈還流障害による足の浮腫（むくみ）やだるさ，疲れやつっぱり感を改善します．また，静脈系疾患だけでなく，動脈硬化や狭心症などの生活習慣病予防にも役立つとともに，PMS（月経前症候群 premenstrual syndrome）や子宮内膜症などの婦人科疾患にも有用です．赤ブドウに含まれるポリフェノールをワインではなく茶剤で服用する利点として，ノンアルコールであるため肝臓などに負担をかけないことがあげられます．なお，赤ブドウ葉を水抽出して製した乾燥エキス混合物は，ダイレクトOTCにより，わが国初のハーブ医薬品（アンチスタックス®）として認可されています．

アーティチョーク

- 学　名　*Cynara scolymus*
- 英　名　Artichoke
- 和　名　チョウセンアザミ
- 科　名　キク科
- 使用部位　葉部
- 成　分　フェノール誘導体（クロロゲン酸，シナリン）
　　　　　フラボノイド（ルテオリン，スコリモサイド）
　　　　　苦味質セスキテルペンラクトン（シナロピクリン）
- 適　応　消化器系疾患（胃痛，悪心・嘔吐，満腹感，鼓腸）
　　　　　胆・肝障害
　　　　　軽度〜中等度の脂質異常症改善のための低脂肪食の補助剤
- 用法・用量　成人：1日量として乾燥葉5〜10gを茶剤として服用
　　　　　小児（4歳以上）：年齢や体重に比例して投与
- 禁　忌　胆管閉塞
　　　　　アーティチョークアレルギー，またはキク科アレルギーの者
- 注意事項　胆石症の患者は医師の診断後に服用
- 相互作用　報告なし
- 出　典　ESCOPモノグラフ2009
- 安全性　AHPA安全性ハンドブックによるクラス分類：記載なし

　アーティチョークの葉に含まれているフェノール誘導体のシナリンやフラボノイドのルテオリン，苦味質のシナロピクリンは，肝臓におけるコレステロールの生合成を阻害するとともに，胆汁の分泌を促進してコレステロールの低下をもたらします．また，これらの成分がもつ強力な抗酸化能によってLDLコレステロールの酸化を抑制して，動脈硬化の原因となる血管内皮の酸化変性を防ぎます．フラボノイドのルテオリンは，スタチン系薬と同様にHMG-CoA還元酵素を阻害してコレステロールの生合成を抑制します．アーティチョークは安全性が高く，肝保護作用も報告されています．植物性健胃薬にはペパーミントのような芳香健胃薬とアーティチョークのような苦味健胃薬があります．アーティチョークは苦味健胃薬の代表で，消化器系の機能を向上させるだけでなく，神経的なトニック（強壮）効果もあるため，盛夏の食欲低下や神経性の食欲不振症にも奏効します．なお，胃・胆嚢・腸にまたがる不調には，アーティチョークにダンディライオンの根やペパーミントをブレンドして用いることがあります．

アルテア（マシュマロウ）

- 学　名　　*Althaea officinalis*
- 英　名　　Marshmallow
- 和　名　　ウスベニタチアオイ
- 科　名　　アオイ科
- 使用部位　根部
- 成　分　　粘液質 5 ～ 11%，あるいはそれ以上（アラビノガラクタンなどの多糖類）
  〔粘液質は晩秋から冬に増量し，40 ～ 60℃の温度に耐えるが強い日光には弱い〕
  フラボノイド配糖体
  フェノール酸
  デンプン
  ペクチン
  タンニン
- 適　応　　空咳，口腔・咽頭・胃粘膜刺激
- 用法・用量　成人：単回投与
  ①空咳や口腔，咽頭の刺激：0.5 ～ 3 g をマセレーション（冷浸剤）で服用
  ②胃腸の刺激：3 ～ 5 g をマセレーション（冷浸剤）で1日3回まで服用
- 禁　忌　　知られていない
- 注意事項　知られていない
- 相互作用　ほかの薬剤と同時に服用した場合には薬剤の吸収が遅延する
- 出　典　　ESCOPモノグラフ2003
- 安全性　　AHPA安全性ハンドブックによるクラス分類：クラス1（適切な使用において安全）

　アルテアは粘液質を豊富に含むため，空咳や急性の咳に用いると，粘液質が気道の粘膜に保護被膜を形成して気道を刺激から守り，咳を鎮めます．また，口内炎や咽頭炎，胃腸炎に内用で用いたり，含嗽剤やマウスウォッシュとして外用で用いられます．さらに，皮膚の乾燥や炎症にも局所の刺激緩和や創傷治癒を目的として湿布などで用いられます．アルテアの茶剤の調製は冷水（常温の水）に30分間以上漬け込み，飲用する前に加熱して少し温めてから服用します．これはアルテアにデンプンが大量に含まれているため，熱湯ではなく冷水で抽出することでデンプンが溶出するのを防ぐためです．ただし，含嗽剤やマウスウォッシュで用いる場合は，この限りではありません．なお，アルテアは単独でも用いられますが，抗炎症作用をもつジャーマンカモミールや去痰作用をもつフェンネルなどとブレンドして用いることもあります．アルテアのパウダー（粉末剤）を用意しておくと，ハーブティーや料理に加えて溶かすだけで容易に粘度を高めることができます．

アンジェリカ

- 学　名　　*Angelica archangelica*
- 英　名　　Angelica
- 和　名　　セイヨウトウキ
- 科　名　　セリ科
- 使用部位　根部
- 成　分　　精油0.2〜1%（α-ピネンなどのモノテルペンとカリオフィレンなどの微量のセスキテルペン）
　　　　　　クマリン類（ベルガプテンやアンゲリシンなどのフロクマリン）
　　　　　　フェノール酸（クロロゲン酸，カフェ酸）
　　　　　　デンプン
- 適　応　　胃腸のけいれん，消化不良，食欲不振，鼓腸，気管支炎
- 用法・用量　成人1〜2gを茶剤として1日3回服用
- 禁　忌　　知られていない
- 注意事項　フロクマリンにより光感受性を高める可能性があるため，長時間の日光照射を避けること
- 相互作用　報告なし
- 出　典　　ESCOPモノグラフ2009
- 安全性　　AHPA安全性ハンドブックによるクラス分類：
　　　　　　　クラス2b（妊娠中に使用しない）
　　　　　　　クラス2d（長時間の直射日光の照射は避ける）

　わが国の局方収載の当帰*Angelica acutiloba*は婦人薬や保健強壮薬として知られ，当帰芍薬散や抑肝散，紫雲膏などの漢方処方に用いられます．一方，アンジェリカ（セイヨウトウキ）はガーデンアンジェリカとも呼ばれ，芳香性苦味健胃薬に分類され，シャルトルーズなどの健胃を目的としたリキュールの原料として用いられてきました．適応としては消化不良や鼓腸，更年期の活力の低下や食欲不振，抑うつなどで，ペパーミントとブレンドするなどして茶剤として服用します．最近では認知症に対してアンジェリカの抽出物と米ぬかから抽出したフェルラ酸よりなるサプリメントが用いられています．ドイツのコミッションEモノグラフではアンジェリカの作用として鎮痙，利胆，胃液分泌刺激をあげ，用量は乾燥根として1日4.5gとしています．アンジェリカの根を蒸留して得た精油の使用法としては，樟脳の精油とブレンドしてアルコール基剤のリニメント剤とし，関節リウマチに塗擦する方法が知られています．なお，アンジェリカはベルガプテンやアンゲリシンなどのフロクマリン類を含むため，光毒性に注意が必要です．

イチョウ葉

- 学　名　　*Ginkgo biloba*
- 英　名　　Ginkgo
- 科　名　　イチョウ科
- 使用部位　葉部
- 成　分　　ジテルペントリラクトン（ギンコライドA，B，C，J）
　　　　　　セスキテルペントリラクトン（ビロバライド）
　　　　　　フラボノール（クエルセチン，ケンフェロール，イソラムネチン）
　　　　　　二量体フラボン（アメントフラボン），長鎖アルキルフェノール酸（ギンコール酸）

　　　　　　【標準化エキス】フラボン配糖体　　22.0〜27.0%
　　　　　　　　　　　　　　テルペンラクトン　5.0〜7.0%
　　　　　　　　　　　　　（ギンコライドA，B，C 2.8〜3.4%，ビロバライド 2.6〜3.2%）

- 適　応　　【標準化エキス製剤】
　　　　　　軽〜中等度の認知症：初期の変性性認知症と血管性認知症，および混合型，大脳機能不全
　　　　　　めまい，耳鳴りなどの知覚神経障害
　　　　　　認知機能の向上
　　　　　　間欠性跛行などの末梢動脈閉塞性障害
- 用法・用量　【標準化エキス製剤】　成人：1日120〜240 mgを2〜3回に分けて服用
- 禁　忌　　イチョウ葉製剤に過敏な者
- 注意事項　知られていない
- 相互作用　血液凝固を阻害する薬剤との相互作用はないと断言することはできないが，これまでの研究では相互作用は確認されていない
- 出　典　　ESCOPモノグラフ2003
- 安全性　　AHPA安全性ハンドブックによるクラス分類：クラス2d
　　　　　　　　　　　　　　　　　　　　　　　　（MAO阻害薬に影響を与える可能性）

　イチョウはわが国でも長寿の象徴として広く知られますが，医療への応用は1950年代にヨーロッパで実施された研究や臨床観察に由来します．イチョウ葉の成分は強力なラジカルスカベンジャーとして働き，血管壁を保護するとともに血流を改善します．イチョウ葉は血管性認知症と変性性認知症（アルツハイマー型）のいずれにも効果が認められ，さらに間欠性跛行などの末梢動脈閉塞性障害や，めまい，耳鳴りなどの知覚神経障害にも用いられます．ドイツのコミッションEモノグラフでは承認ハーブのリストに「イチョウ葉エキス」として収載され，成分としてフラボノイドやテルペンラクトンの含有量に加え，ギンコール酸を5 ppm以下と規定しています．これはギンコール酸がアレルギーを引き起こすリスクがあるとの考えによるものです．一方，イチョウの乾燥葉は非承認ハーブのリストに収載されています．イチョウ葉エキスに含まれるテルペンラクトンのギンコライドBはPAF（血小板活性化因子）を阻害しますが，イチョウ葉エキスと抗凝固薬との相互作用については明確にはなっていません．そのため，手術前や歯科処置前の2〜3週間はイチョウ葉エキスの使用を控えるべきとの意見もあります．

イブニングプリムローズ

- 学　　名　*Oenothera biennis*
- 英　　名　Evening primrose
- 和　　名　ツキミソウ，メマツヨイグサ
- 科　　名　アカバナ科
- 使用部位　種子
- 成　　分　油脂〔リノール酸74.9％，γリノレン酸（GLA）9.0％〕
  　　　　　タンニン（カテキン，エラグ酸）
  　　　　　プロアントシアニジン
- 適　　応　乳房痛，月経前症候群
  　　　　　アトピー性皮膚炎，湿疹，関節リウマチ
  　　　　　AD/HD（注意欠如・多動性障害）
- 用法・用量　油脂をもっぱらカプセル剤として服用する
  　　　　　①月経痛，月経前症候群：
  　　　　　　1日3,000 mg（GLAとして270 mg）を3回に分けて毎食後に服用
  　　　　　②湿疹，関節リウマチなどのアレルギー疾患：
  　　　　　　1日4,000〜8,000 mg（GLAとして360〜720 mg）を3回に分けて毎食後に服用
- 禁　　忌　知られていない
- 注意事項　知られていない
- 相互作用　報告なし
- 安全性　　AHPA安全性ハンドブックによるクラス分類：クラス1（適切な使用において安全）

　イブニングプリムローズの種子を圧搾して得た油脂には，必須脂肪酸であるリノール酸のほかに，自然界で珍しい脂肪酸であるGLA（γリノレン酸）がおよそ8〜9％含まれています．GLAは体内で代謝を受けてDGLA（ジホモγリノレン酸）となり，さらに抗炎症性のプロスタグランジンであるプロスタグランジンE_1に変換され，消炎作用をもたらします．また，イブニングプリムローズの油脂はインターロイキン1βの産生を抑制することでも炎症を鎮めます．こうしたことから，イブニングプリムローズの油脂は乳房痛などの月経痛，月経前症候群や，アトピー性皮膚炎および関節リウマチなどのアレルギー性疾患に用いられます．また，イブニングプリムローズの油脂は体内での脂質代謝やカルシウム代謝に関与するため，肥満や爪，髪の弱質化，AD/HD（注意欠如・多動性障害 attention deficit / hyperactivity disorder）などにも用いられます．なお，イブニングプリムローズの油脂は軟膏やクリームなどの剤形で，湿疹などに外用でも用いられます．その場合は基剤に10％程度配合しますが，リノール酸やGLAは酸化しやすいため，品質管理や保存に注意します．

ウィッチヘーゼル

- 学　名　*Hamamelis virginiana*
- 英　名　Hamamelis leaf
- 和　名　アメリカマンサク
- 科　名　マンサク科
- 使用部位　葉部
- 成　分　タンニン5〜10％（オリゴメリックプロアントシアニジンなどの縮合型タンニンと
ハマメリタンニンなどの加水分解型タンニン）
フラボノイド（ケンフェロール，クエルセチン）
フェノール酸（カフェ酸，没食子酸）
揮発性分画0.04〜0.14％（脂肪族炭化水素63％，モノテルペンおよびセスキテルペン
11％，アルデヒドおよびケトン4.6％）
- 適　応　内用：静脈瘤および痔
外用：打撲，捻挫，皮膚の損傷，皮膚および粘膜の局所炎症
　　　痔，アトピー性皮膚炎，静脈瘤
- 用法・用量　内用：（成人）2〜3gを茶剤として1日3回服用
外用：5〜10gと250 mLの水で製した煎剤で湿布または洗浄
- 禁　忌　知られていない
- 注意事項　知られていない
- 相互作用　報告なし
- 出　典　ESCOPモノグラフ2003
- 安全性　AHPA安全性ハンドブックによるクラス分類：クラス1（適切な使用において安全）

　北米原産のウィッチヘーゼルはタンニンを豊富に含み，植物療法における収れん性ハーブの代表といえます．収れん作用のほかに抗菌，抗酸化，止血作用をもつため，静脈瘤や痔，口腔などの粘膜や皮膚の炎症，軽度の下痢などに内用や外用（含嗽剤や湿布，洗浄など）で用いられます．ひげそり後のスキンローションやデオドラントローションなど，香粧品の分野でも広く用いられています．タンニンは高温で溶出するため，茶剤や浸剤を製する際には必ず熱湯を使用します．また，タンニンは抽出したあとに放置すると酸化重合してプロバフェンを生じ，タンニンとしての効力を失うので用時調製します．なお，ESCOPモノグラフ2003にはウィッチヘーゼル水（Hamamelis Water）も収載されています．これはウィッチヘーゼルを原料にした芳香蒸留水に蒸留後にエタノールを14〜15％加えたもので，微量の揮発性成分，主に脂肪族炭化水素のアルカンやリナロール，非環式ジテルペンのフィトールや脂肪酸エステルなどを含みます．タンニンは含んでいませんが，適応はウィッチヘーゼルと同様で，外用では原液または3倍量の水で希釈して用います．

ウスベニアオイ

- 学　名　　*Malva sylvestris*
- 英　名　　Mallow
- 科　名　　アオイ科
- 使用部位　花部
- 成　分　　粘液質 6～10％以上
　　　　　　アントシアニン 6～7％（主にマルビジン）
　　　　　　ウルソール酸
　　　　　　フィトステロール
- 適　応　　空咳，口腔・咽頭・胃粘膜刺激
- 用法・用量　内用：（成人）1.5～2gを冷浸剤として，または茶剤として服用し，
　　　　　　　　　必要があれば1日5gまで服用
　　　　　　外用：5％煎剤を含嗽剤として使用
- 禁　忌　　知られていない
- 注意事項　知られていない
- 相互作用　報告なし
- 出　典　　ESCOPモノグラフ2009
- 安全性　　AHPA安全性ハンドブックによるクラス分類：クラス1（適切な使用において安全）

✻　✻　✻

　ウスベニアオイの茶剤は，豊富な粘液質とアントシアニン（アントシアニジン配糖体）を含んでいます．アントシアニンは酸性で紅色，アルカリ性で青色を呈することから，ウスベニアオイの茶剤にレモン汁をたらすと色が薄紅色に変化します．ちなみに重曹を加えると色が明るい青色に変化します．ウスベニアオイに含まれる粘液は，気道の粘膜に保護被膜を作って気道を刺激から守るため，空咳や急性の咳を鎮めます．また，口内炎や咽頭炎，胃腸炎にも内用で用いられることがあります．さらに，皮膚の乾燥や炎症に湿布などの外用で用いると，局所の刺激を緩和し，患部を保護して治癒を促します．患部が広い場合には入浴剤を製して手浴や足浴，座浴など部分浴で用います．ウスベニアオイは粘液質の量ではアルテア（マシュマロウ）に劣ることが多い一方，アントシアニンを含むため，抗酸化作用や毛細血管保護作用が得られます．なお，一般にMalva-Teaの名称で知られているものはウスベニアオイやアルテア（マシュマロウ）ではなく，同じアオイ科のハイビスカスの茶剤を指します．

エキナセア

- 学　　名　*Echinacea purpurea*
- 英　　名　Purple coneflower
- 科　　名　キク科
- 使用部位　葉部
- 成　　分　アルキルアミド（イソブチルアミド 0.02 ～ 0.53％）
　　　　　　カフェ酸誘導体（シコリック酸 0.5 ～ 4.9％）
　　　　　　フラボノイド 0.48％（クエルセチン）
　　　　　　多糖類
　　　　　　精油 0.08 ～ 0.32％（酢酸ボルニル，ゲルマクレン）
- 適　　応　内用：上気道感染症（かぜ），および尿路感染症の補助療法や予防
　　　　　　外用：創傷治癒の補助
- 用法・用量　内用：（成人）1日量として圧搾汁 6 ～ 9 mL
　　　　　　　　　　（小児）年齢や体重に比例して投与
　　　　　　外用：少なくても圧搾汁を 15％含む半固形製剤
- 禁　　忌　内用：キク科植物に過敏な者
　　　　　　　　　結核，白血病，膠原病，多発性硬化症，エイズ，HIV 感染のような進行性
　　　　　　　　　疾患や自己免疫疾患には推奨できない
　　　　　　外用：キク科植物に過敏な者
- 注意事項　知られていない
- 相互作用　報告なし
- 出　　典　ESCOPモノグラフ2009
- 安 全 性　AHPA安全性ハンドブックによるクラス分類：クラス1（適切な使用において安全）

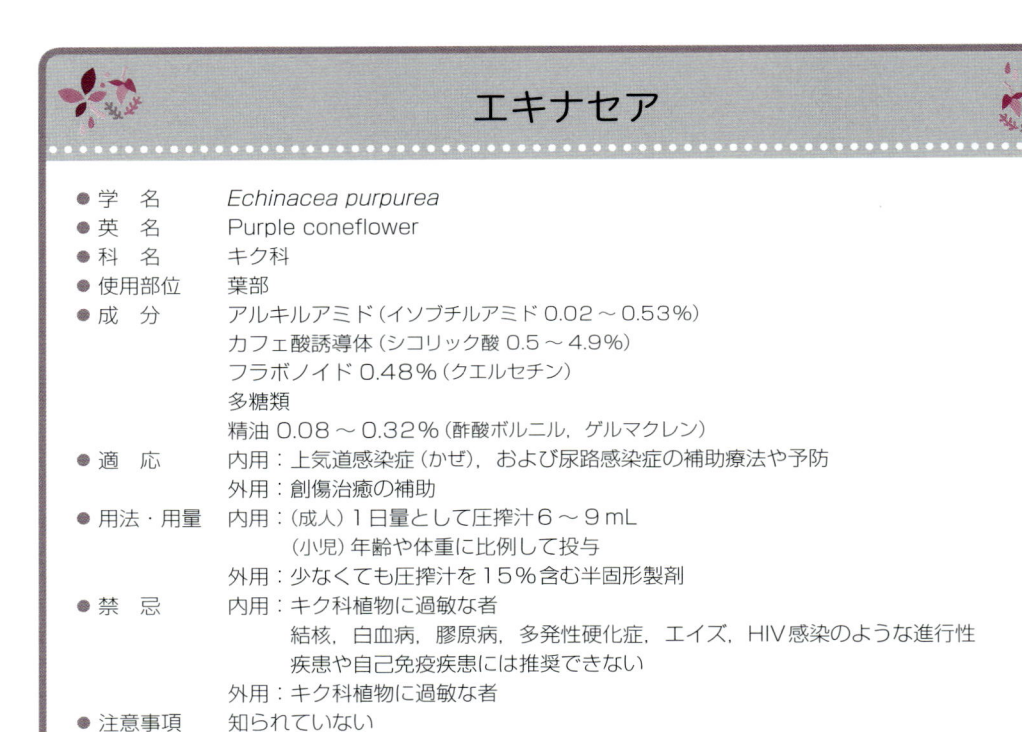

　エキナセアはマクロファージの活動を活発にし，インターフェロンの産生を促進するなど，非特異的な自然免疫防御能を増強するため，易感染者の感染予防にアジュバントとして用いられます．また，抗炎症作用やヒアルロニダーゼの抑制作用，抗菌・抗ウイルス作用など，非免疫的な作用も報告されています．このためエキナセアは，内用では慢性・再発性の呼吸器感染症や尿路感染症に用いられ，外用では難治性の外傷に用いられます．なお，エキナセアについてはドイツのコミッションEモノグラフに内用・外用ともに8週間を超えて使用すべきではないと記載されていますが，長期の使用による有害作用の報告はありません．また，自己免疫疾患の患者には使用しないという勧告もヒトの臨床試験データに基づくものではなく，理論的な考察に基づいたものです．さらに，長期あるいは継続使用によって免疫能への効果が減弱するため，途中に休薬期間を設けるといったインターバル療法を行うのが望ましいという指摘も推測であり，科学的に明確な根拠はありません．

エゾウコギ

- 学　名　*Eleutherococcus senticosus*
- 英　名　Eleutherococcus
- 科　名　ウコギ科
- 使用部位　根，根茎
- 成　分　リグナン〔エレウテロシドE，エレウテロシドB_4（セサミン）〕
　　　　　フェニルプロパノイド〔エレウテロシドB（シリンジン），クロロゲン酸，ジカフェオイルキナ酸〕
　　　　　クマリン
　　　　　サポニン
　　　　　多糖類
- 適　応　虚弱，疲労，倦怠，集中力低下などの心身の活力低下
　　　　　病後の回復期
- 用法・用量　成人：1日量として乾燥根および根茎2〜3g
- 禁　忌　知られていない
- 注意事項　高血圧患者の血圧が上昇したという報告がいくつかあるが[1, 2]，因果関係は明らかではない
- 相互作用　報告なし
- 出　典　ESCOPモノグラフ2009
- 安全性　AHPA安全性ハンドブックによるクラス分類：クラス1（適切な使用において安全）

✿　✿　✿

　エゾウコギはシベリアや中国北部などの寒冷地に生育し，北海道（蝦夷）でも採取できるため，エゾウコギと呼ばれます．エゾウコギはシベリア人参とも呼ばれ，朝鮮人参やアメリカ人参と同じウコギ科ですが，属が異なります．成分としてはリグナン類のエレウテロシドEやフェニルプロパノイドのシリンジン，クマリン類のイソフラキシジンなどを含み，アダプトゲン（適応素）として知られます．アダプトゲンとは，ストレスに対して全身の適応力を非特異的に向上させ，しかも無害なものをいいます．旧ソ連ではこうした特徴を生かし，オリンピックに出場するスポーツ選手や宇宙飛行士に飲用させた記録があります．日本薬局方（第16改正）にはシゴカ（刺五加）の名前で収載され，催眠鎮静薬，食欲増進薬とされています．また，エゾウコギのリグナンの一部が腸内細菌によって代謝を受け，エンテロラクトンに変化してエストロゲン作用をもたらすという報告もあります[3]．なお，含有量は劣るものの地上部にも地下部と同様の成分が含まれるため，資源保護の観点からも茎部も使用されるようになっています．

✿ 文 献 ✿

1) Aicher B et al.: Eleutherococcus. In: Blaschek W, eds. Hagers Handbuch der Pharmazeutischen Praxis, 5th ed. Folgeband 2: Drogen A-K. Springer, pp.556-597, 1998.
2) Farnsworth NR et al.: Siberian Ginseng (*Eleutherococcus senticosus*): Current status as an adaptogen. In: Wagner H, eds. Economic and Medicinal Plant Research, Volume 1. Academic Press, pp.155-215, 1985.
3) Heinonen S et al.: In Vitro Metabolism of Plant Lignans: New Precursors of Mammalian Lignans Enterolactone and Enterodiol. J Agric Food Chem, 49: 3178-3186, 2001.

資料　精油とハーブのモノグラフ

エルダーフラワー

- 学　名　*Sambucus nigra*
- 英　名　Elder flower
- 和　名　セイヨウニワトコ
- 科　名　スイカズラ科（レンプクソウ科）
- 使用部位　花部
- 成　分　フラボノイド3％まで（主にルチン，クエルシトリン）
　　　　　フェノール酸（主にクロロゲン酸）
　　　　　粘液質
　　　　　タンニン
　　　　　ミネラル　8～9％（特にカリウム）
- 適　応　かぜ，発熱
- 用法・用量　3～5gを茶剤として1日3回服用（できるだけ熱いうちに服用）
- 禁　忌　知られていない
- 注意事項　知られていない
- 相互作用　報告なし
- 出　典　British Herbal Compendium 1992
- 安全性　AHPA安全性ハンドブックによるクラス分類：クラス1（適切な使用において安全）

　エルダーフラワーは，ネトルやリンデンなどとともにフラボノイド含有ハーブの代表で，特にエルダーフラワーとリンデンは発汗作用が顕著に現れます．このメカニズムは明らかではありませんが，フラボノイドやフェノール酸によるものと考えられます．エルダーフラワーは利尿作用もありますが，こちらはフラボノイドとカリウムによるものと考えられています．さて，かぜの引き始めの発熱に対して西洋医学では解熱薬を用いますが，植物療法では発熱を非特異的な生体防御機能の発動と捉え，エルダーフラワーのような発汗ハーブを用いてこれを応援する立場をとります（ただし，高熱の場合には熱を下げる介入を行います）．したがって，この目的の場合は，エルダーフラワーの茶剤はできるだけ熱いうちに服用します．エルダーフラワーは，かぜやインフルエンザの初期症状のほかに，花粉症のカタル症状にも用いられます．いずれの場合もペパーミントとブレンドすると清涼感が得られます．エルダーフラワーを用いたコーディアルという伝統的な自然飲料がありますが，これはハーブを糖度の高い液体に漬け込み，浸透圧でエキス分を抽出したものです．

カレンデュラ

- 学　名　　*Calendula officinalis*
- 英　名　　Calendula
- 和　名　　トラキンセンカ
- 科　名　　キク科
- 使用部位　花部
- 成　分　　トリテルペンサポニン（主にオレアノール酸配糖体）
　　　　　　トリテルペンアルコール（主にファラジオール-3-モノエステル）
　　　　　　カロテノイド
　　　　　　フラボノイド（クエルセチン）
　　　　　　多糖類
　　　　　　精油
- 適　応　　皮膚・粘膜の炎症
　　　　　　創傷治癒
- 用法・用量　外用：乾燥花1～2gを熱湯150mLで抽出して製した浸剤を局所に使用
- 禁　忌　　キク科植物に過敏な者
- 注意事項　知られていない
- 相互作用　報告なし
- 出　典　　ESCOPモノグラフ2003
- 安全性　　AHPA安全性ハンドブックによるクラス分類：クラス1（適切な使用において安全）

　カレンデュラは皮膚・粘膜の損傷やそれに伴う炎症を鎮め，治癒を促します．この作用は，カレンデュラの成分であるトリテルペノイドやカロテノイド，フラボノイドなどが複合的に働き，抗炎症作用や肉芽形成作用をもたらすためです．小児のおむつかぶれや湿疹，外傷などには，同じキク科のジャーマンカモミールと同様に浸剤で清拭したり，湿布を施すなどで用いられますが，患部が化膿しているときはカレンデュラのほうが有効な場合もあります．また，カレンデュラを植物油に漬け込んで脂溶性成分を溶出させた浸出油であるカレンデュラ油は，乾燥湿疹や下腿潰瘍に用いられます．さらに，カレンデュラ油と湯煎したミツロウで製したカレンデュラ軟膏は，口唇の荒れや主婦湿疹，外傷など，多様な用途に使えるので「万能軟膏」の名で知られています．なお，カレンデュラの花の黄色はカロテノイド色素ですが，その中でもルテインが占める割合が多く，オレンジ色が濃いものはリコピンを比較的多く含みます．また，カレンデュラはマリーゴールドとも呼ばれますが，ルテインの原料植物として使用され，線虫の忌避薬になるアフリカンマリーゴールド（*Tagetes erecta*）とは異なる植物です．

資料 精油とハーブのモノグラフ

クミスクチン

- 学　　名　*Orthosiphon stamineus*
- 英　　名　Java tea
- 和　　名　ジャバチャ
- 科　　名　シソ科
- 使用部位　葉部
- 成　　分　ミネラル 12％まで（主にカリウム）
　　　　　　脂溶性フラボン 0.2％（シネンセチン）
　　　　　　フィトステロール（β-シトステロール）
　　　　　　精油 0.7％まで
- 適　　応　尿路の洗浄療法（特に炎症や腎砂）
　　　　　　尿路の細菌感染の補助療法
- 用法・用量　成人：乾燥葉2～3gを150mLの熱湯で抽出した茶剤を1日2～3回服用
- 禁　　忌　知られていない
- 注意事項　心臓や腎臓の機能障害による浮腫がある場合は使用しない
- 相互作用　報告なし
- 出　　典　ESCOPモノグラフ2003
- 安 全 性　AHPA安全性ハンドブックによるクラス分類：記載なし

　クミスクチンは同じシソ科のペパーミントの近緑種で形態も似ていますが，花から外へ伸びる猫のヒゲのような花糸に特徴があります．ちなみに，クミスクチンとはマレー語で「猫のヒゲ」を意味します．クミスクチンは東南アジア原産ですが，フランスやスイス，オランダの薬局方に収載されているため，インドネシアなどで栽培したものがヨーロッパに輸出されています．クミスクチンの成分で特徴的なのは，高度にメトキシ化されたシネンセチンなどのフラボン類と含有成分の3％にも達する豊富なカリウムです．クミスクチンの利尿作用はそれほど強くありませんが，単に水分を排泄するだけではなく，高血圧の原因となるナトリウムや塩素，それに痛風の原因となる尿酸などの窒素化合物の排泄を増加させます．このため，クミスクチンは腎機能の低下や細菌性の尿路感染症，それに伴う炎症性疾患，尿路結石の予防と再発防止などによく用いられています．ほかにもネトルや白樺，スギナが利尿ハーブとして知られますが，ネトルや白樺は抗悪液質の目的で用いられます．また，スギナは作用部位が結合組織なのに対し，クミスクチンは腎臓に作用するといえます．

クランベリー

- 学　名　*Vaccinium macrocarpon*
- 英　名　Cranberry
- 科　名　ツツジ科
- 使用部位　果実
- 成　分　キナ酸，リンゴ酸，クエン酸
  プロアントシアニジン
  アントシアニン
  果糖
- 適　応　尿路感染症予防
- 用法・用量　成人：25〜100％クランベリージュースを含有するクランベリー液剤1日300〜750 mLを2〜3回に分けて飲用，あるいはクランベリー乾燥エキスまたはジュース濃縮物200〜500 mgを1日2回服用
  小児（2〜18歳）：体重1 kg当たり15 mLのクランベリージュースを服用
- 禁　忌　知られていない
- 注意事項　ワルファリンを服用している患者はクランベリージュースやクランベリー製品を控える．定期的にクランベリージュースとワルファリンを服用している患者はINRの監視を検討する
- 相互作用　クランベリージュースとワルファリンなどの抗凝固薬との相互作用の可能性が1999年より多数報告されている
- 出　典　ESCOPモノグラフ2009
- 安全性　AHPA安全性ハンドブックによるクラス分類：記載なし

　クランベリーはオレンジやグレープフルーツなど，ほかの果実に比べて植物酸の一種であるキナ酸を多量に含んでいます．このキナ酸は腸管から吸収され肝臓で代謝を受けて安息香酸となり，さらにグリシン抱合を受けて馬尿酸となって尿中に排泄されます．従来はこの際に起こる尿のpHの低下がクランベリーの尿路感染症予防の作用機序と考えられていましたが，現在ではクランベリーに含まれているプロアントシアニジンが，病原性大腸菌の線毛による尿路上皮細胞への接着を阻害することが主たる作用機序と考えられています．縮合型タンニンであるプロアントシアニジンはブルーベリーやプラムなどほかの果実にも含まれますが，クランベリーに含まれるプロアントシアニジンは通常の結合様式であるBタイプではなくAタイプと呼ばれる特殊な結合様式（doubly linked interflavanoid bond）をもち，強い阻害活性を示します．なお，最近ではこうした研究をふまえ，ピロリ菌や口腔内の細菌に対してもクランベリーの抗菌作用が研究されています．

資料 精油とハーブのモノグラフ

サフラン

- 学　名　　*Crocus sativus*
- 英　名　　Saffron
- 科　名　　アヤメ科
- 使用部位　柱頭
- 成　分　　水溶性黄色カロチノイド色素クロシン2％
  　　　　　苦味配糖体ピクロクロシン
  　　　　　精油0.4～1％（サフラナール）
- 適　応　　血行不良，自律神経失調症
  　　　　　軽度の抑うつ，記憶力低下
- 用法・用量　柱頭およそ10本を熱湯抽出した茶剤を1日2～3回服用
- 禁　忌　　1日10g以上の大量投与で堕胎の危険性
- 注意事項　知られていない
- 相互作用　報告なし
- 安全性　　AHPA安全性ハンドブックによるクラス分類：クラス2b（妊娠中に使用しない）

　サフランは，1g当たりの価格が世界一高価なスパイスとして知られ，またパエリアやブイヤベースに欠かすことのできない食材です．サフランに含まれるクロシンはカロテノイド色素ですが，脂溶性ではなく水溶性のためスープに色がつき，熱湯抽出したサフランティーは鮮やかな黄色を呈します．サフランはわが国では通経薬や駆瘀血薬として位置づけられ，冷えやのぼせといった更年期の自律神経失調症や月経前症候群などの改善を目的に，婦人薬に配合されます．サフランのもう一つの効用は，神経過敏や不安，ヒステリーや心悸亢進などの精神神経症状を和らげるとともに，軽度のうつや軽度の認知症，記憶力の低下などの脳機能の低下を改善することにあります．高齢の女性によくみられる冬季の生命感覚の低下や，脳梗塞後のアパシー（無気力）状態の改善にも役立ちます．ところで，サフランの芳香成分であるサフラナールは苦味配糖体のピクロクロシンの加水分解によって生じます．サフランが古くなると苦味が減じ，芳香が強くなるのはこのためです．

ジャーマンカモミール

- **学　名**　*Matricaria recutita*
- **英　名**　Matricaria
- **和　名**　カミツレ
- **科　名**　キク科
- **使用部位**　花部
- **成　分**　精油0.5〜1%（セスキテルペン類のα-ビサボロールや蒸留によって
　　　　　　カマズレンに変化するマトリシンなど）
　　　　　　フラボン誘導体（アピゲニン配糖体）
　　　　　　クマリン（ヘルニアリン，ウンベリフェロン）
　　　　　　フェノール酸
　　　　　　多糖類
- **適　応**　内用：けいれんや腹部膨満，鼓腸などの胃腸症状
　　　　　　外用：口腔や歯肉，気道，肛門周辺の炎症に，それぞれマウスウォッシュ，吸入，
　　　　　　　　　入浴や軟膏で使用
- **用法・用量**　内用：（成人）3gを150mLの熱湯で抽出した茶剤を1日3〜4回服用
　　　　　　　　　　　（小児）年齢や体重に比例して投与
　　　　　　　外用：湿布剤，含嗽剤として3〜10%溶液を使用
　　　　　　　　　　入浴剤として1L当たり5gを使用
- **禁　忌**　ジャーマンカモミールやキク科植物に過敏な者
- **注意事項**　知られていない
- **相互作用**　報告なし
- **出　典**　ESCOPモノグラフ2003
- **安全性**　AHPA安全性ハンドブックによるクラス分類：クラス1（適切な使用において安全）

　ジャーマンカモミールに含まれるマトリシンは，蒸留の際に青色消炎成分のカマズレンに変化します．また，α-ビサボロールは潰瘍を保護し，治癒を促進させます．さらに，カマズレンとα-ビサボロールは，アラキドン酸カスケードのシクロオキシゲナーゼやリポキシゲナーゼを阻害します．一方，フラボン誘導体のアピゲニンは中枢神経系のベンゾジアゼピン受容体のリガンドであり，抗不安作用や鎮痙作用をもたらすとともにエストロゲン活性を示します．こうしたことから，ジャーマンカモミールは胃炎や疝痛，皮膚炎や口内炎，生理痛などに茶剤や湿布剤，含嗽剤や入浴剤など多様な剤形で用いられます．なお，ジャーマンカモミールを胃炎や胃潰瘍に茶剤で用いる場合は，食間や空腹時にゆっくりと飲用します．また，飲用する際に横になって仰向きになり，次に左を下に，さらにうつぶせに，最後に右を下にします．この方法はジャーマンカモミールの回転療法といわれます．腹部の張りや痛みにはフェンネルやペパーミントとブレンドする方法もあります．品質管理としては，ドイツのコミッションEモノグラフでは乾燥花に0.4%以上の精油の含有を規定しています．

白樺

- 学　名　　*Betula pendula*
- 英　名　　Birch
- 和　名　　シダレカンバ
- 科　名　　カバノキ科
- 使用部位　葉部
- 成　分　　フラボノイド配糖体 1〜3%（主にヒペロシド，クエルセチン配糖体）
　　　　　　フェノール化合物（クロロゲン酸）
　　　　　　タンニン
　　　　　　精油（微量）
　　　　　　ミネラル 4%（主にカリウム）
　　　　　　生葉にはビタミンC 0.5%まで
- 適　応　　尿路の炎症や尿砂の洗浄療法
　　　　　　尿路の細菌感染症の補助療法
- 用法・用量　乾燥葉2〜3gを茶剤として1日2〜3回服用
- 禁　忌　　知られていない
- 注意事項　心臓や腎臓の機能障害による浮腫がある場合は使用しない
- 相互作用　報告なし
- 出　典　　ESCOPモノグラフ2003
- 安全性　　AHPA安全性ハンドブックによるクラス分類：クラス1（適切な使用において安全）

　白樺は温帯ユーラシアに自生し，古くから各国で健康管理に役立てられてきました．白樺の成分の特徴は，豊富なフラボノイドとカリウム，それにサリチル酸塩を含む精油とビタミンCにあります．植物療法で白樺は，ネトルやダンディライオンとともに利尿ハーブとして，また抗悪液質ハーブとして位置づけられ，アトピー性皮膚炎や花粉症や関節リウマチなどのアレルギー疾患や痛風などの代謝性疾患に用いられます．外用では，慢性化した乾燥性の湿疹に白樺から得たタールを塗布する療法が知られています．また，ネトルと同じように脱毛には白樺のローション剤を製し，ヘアトニックとして使用する方法もあります．白樺は植物美容の領域でも注目を集めています．古くからフィンランドの女性たちはデトックスを兼ねてサウナに入り，そのあとで皮膚を健やかに保つために白樺の葉や小枝で身体を叩く習慣がありました．最近の研究では，春に採取する白樺の樹液に，皮膚の細胞が正常に分化することを誘導し，水分保持能を司る角層の形成を促進する作用があることが報告され[1]，伝統的な知恵の正しさを証明する結果になりました．

文献

1) 森山正大ほか：シラカンバ（*Betula platyphylla* Sukatchev var. japonica Hara）樹液の培養ヒト表皮角化細胞の分化に及ぼす影響．J Soc Cosmet Chem Jpn, 42: 94-101, 2008.

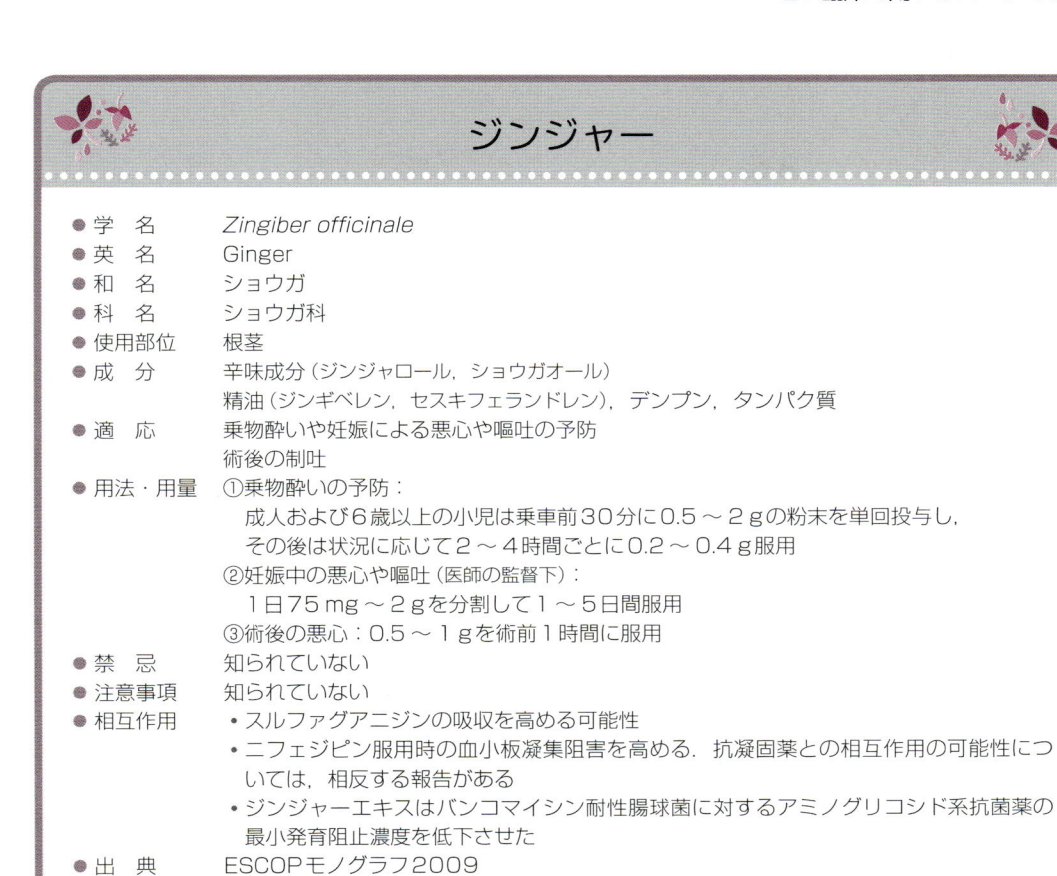

ジンジャー

- 学　名　*Zingiber officinale*
- 英　名　Ginger
- 和　名　ショウガ
- 科　名　ショウガ科
- 使用部位　根茎
- 成　分　辛味成分（ジンジャロール，ショウガオール）
　　　　　精油（ジンギベレン，セスキフェランドレン），デンプン，タンパク質
- 適　応　乗物酔いや妊娠による悪心や嘔吐の予防
　　　　　術後の制吐
- 用法・用量　①乗物酔いの予防：
　　　　　　　　成人および6歳以上の小児は乗車前30分に0.5～2gの粉末を単回投与し，
　　　　　　　　その後は状況に応じて2～4時間ごとに0.2～0.4g服用
　　　　　　②妊娠中の悪心や嘔吐（医師の監督下）：
　　　　　　　　1日75mg～2gを分割して1～5日間服用
　　　　　　③術後の悪心：0.5～1gを術前1時間に服用
- 禁　忌　知られていない
- 注意事項　知られていない
- 相互作用
  - スルファグアニジンの吸収を高める可能性
  - ニフェジピン服用時の血小板凝集阻害を高める．抗凝固薬との相互作用の可能性については，相反する報告がある
  - ジンジャーエキスはバンコマイシン耐性腸球菌に対するアミノグリコシド系抗菌薬の最小発育阻止濃度を低下させた
- 出　典　ESCOPモノグラフ2009
- 安全性　AHPA安全性ハンドブックによるクラス分類：
　　　　　生の根茎はクラス1（適切な使用において安全）
　　　　　乾燥した根茎はクラス2b（妊娠中に使用しない）
　　　　　　　　　　　　　クラス2d（胆石のある者は医師に相談すること）

　ジンジャーはジンジャロールなどの辛味成分とジンギベレンなどの芳香成分を含み，味覚と嗅覚に働きかけて食欲を増し，胃腸の停滞を改善します．ジンジャロールとショウガオールはプロスタグランジンやロイコトリエンなどのエイコサノイドの生合成を阻害し，消炎・鎮痛作用をもたらします．この作用はジンジャロールよりもショウガオールのほうが強く，また，ショウガを乾燥すると成分中のジンジャロールがショウガオールに変化します．したがって，消化器系の不調には生のジンジャーが用いられ，関節リウマチや関節炎には乾燥したジンジャーが用いられます．また，ジンジャーは陽性変力作用があり血液循環を促進するため，かぜの引き始めの悪寒などにも用いられます．さらに，ジンジャーの辛味成分には乗物酔いや妊娠中の悪阻（つわり）を予防し，術後や化学療法薬によって生じる吐き気を抑える作用がありますが，これはセロトニン受容体（5-HT$_3$）との拮抗作用によるものです．なお，最近ではジンジャーの精油でも制吐作用の研究が行われています．また，ジンジャーの服用で胃に不快感を与えた場合は，カプセル剤として服用することで軽減できます．

資料　精油とハーブのモノグラフ

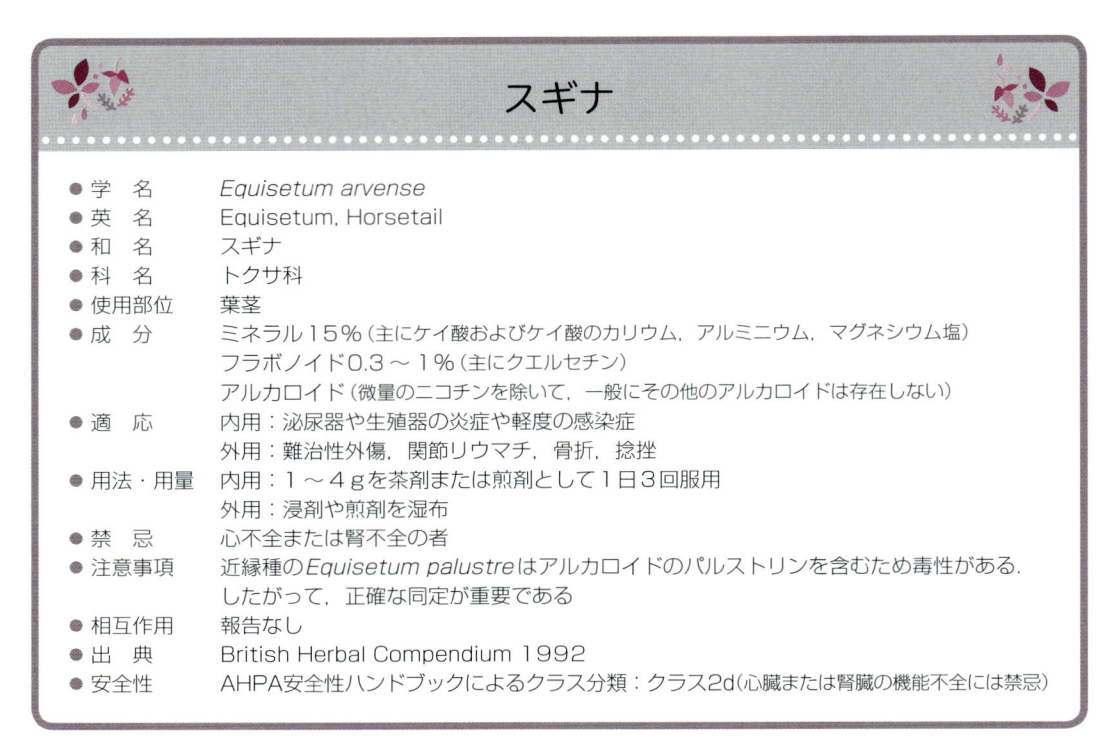

スギナ

- 学　名　　*Equisetum arvense*
- 英　名　　Equisetum, Horsetail
- 和　名　　スギナ
- 科　名　　トクサ科
- 使用部位　葉茎
- 成　分　　ミネラル15％（主にケイ酸およびケイ酸のカリウム，アルミニウム，マグネシウム塩）
　　　　　　フラボノイド0.3～1％（主にクエルセチン）
　　　　　　アルカロイド（微量のニコチンを除いて，一般にその他のアルカロイドは存在しない）
- 適　応　　内用：泌尿器や生殖器の炎症や軽度の感染症
　　　　　　外用：難治性外傷，関節リウマチ，骨折，捻挫
- 用法・用量　内用：1～4gを茶剤または煎剤として1日3回服用
　　　　　　外用：浸剤や煎剤を湿布
- 禁　忌　　心不全または腎不全の者
- 注意事項　近縁種の*Equisetum palustre*はアルカロイドのパルストリンを含むため毒性がある．したがって，正確な同定が重要である
- 相互作用　報告なし
- 出　典　　British Herbal Compendium 1992
- 安全性　　AHPA安全性ハンドブックによるクラス分類：クラス2d（心臓または腎臓の機能不全には禁忌）

　スギナは特異な形態をもち，古くから植物療法で用いられてきました．17世紀のイギリスの著名なハーバリストであるカルペパーは，スギナを止血や排尿障害に用い，アーユルヴェーダでは前立腺肥大や失禁，夜尿症に用いられました．スギナは緩和な利尿ハーブとして知られますが，その特徴はケイ酸（二酸化ケイ素）を豊富に含むことにあります．体内でケイ素はコラーゲンやエラスチンと協働して結合組織を維持しており，またケイ素を含むスギナは白血球の活動を軽度に賦活し，結合組織の代謝を促進して組織の損傷の修復を促します．こうしたことから，スギナは尿道炎などの泌尿器疾患とともに，骨盤周辺の炎症や平滑筋のけいれんによる月経痛などの婦人科疾患，さらには関節リウマチなどのアレルギー疾患や，毛細血管の弱質化や損傷による出血，リンパ浮腫などに用いられます．なお，スギナに含まれるケイ酸は熱湯抽出で容易に溶出します．また，スギナの剤形としては茶剤や入浴剤（部分浴など），湿布剤などがあり，粉末剤（パウダー）にしてそのまま内用する方法もあります．

セージ

- 学　名　　*Salvia officinalis*
- 英　名　　Sage
- 和　名　　ヤクヨウサルビア
- 科　名　　シソ科
- 使用部位　葉部
- 成　分　　精油2.5％まで（ツヨン，カンファー，1,8-シネオール）
　　　　　　ジテルペン化合物（カルノシン酸，カルノソール）
　　　　　　トリテルペン化合物（ウルソール酸）
　　　　　　フラボノイド
　　　　　　フェノール化合物（ロスマリン酸）
- 適　応　　口腔および咽喉の炎症と感染（口内炎・歯肉炎・咽頭炎）
　　　　　　過剰発汗
- 用法・用量　局所：3gを150mLの熱湯で抽出した浸剤をマウスウォッシュや含嗽剤で使用
　　　　　　経口（過剰発汗）：乾燥葉1〜1.5gを150mLで抽出した茶剤を1日1回または数回服用
- 禁　忌　　知られていない
- 注意事項　ツヨンを含むため，アルコール製剤を用いる際は注意する
- 相互作用　報告なし
- 出　典　　ESCOPモノグラフ2003
- 安全性　　AHPA安全性ハンドブックによるクラス分類：クラス2b（妊娠中に使用しない）
　　　　　　　　　　　　　　　　　　　　　　　　　　　　クラス2d（長期の使用不可）

✻　✻　✻

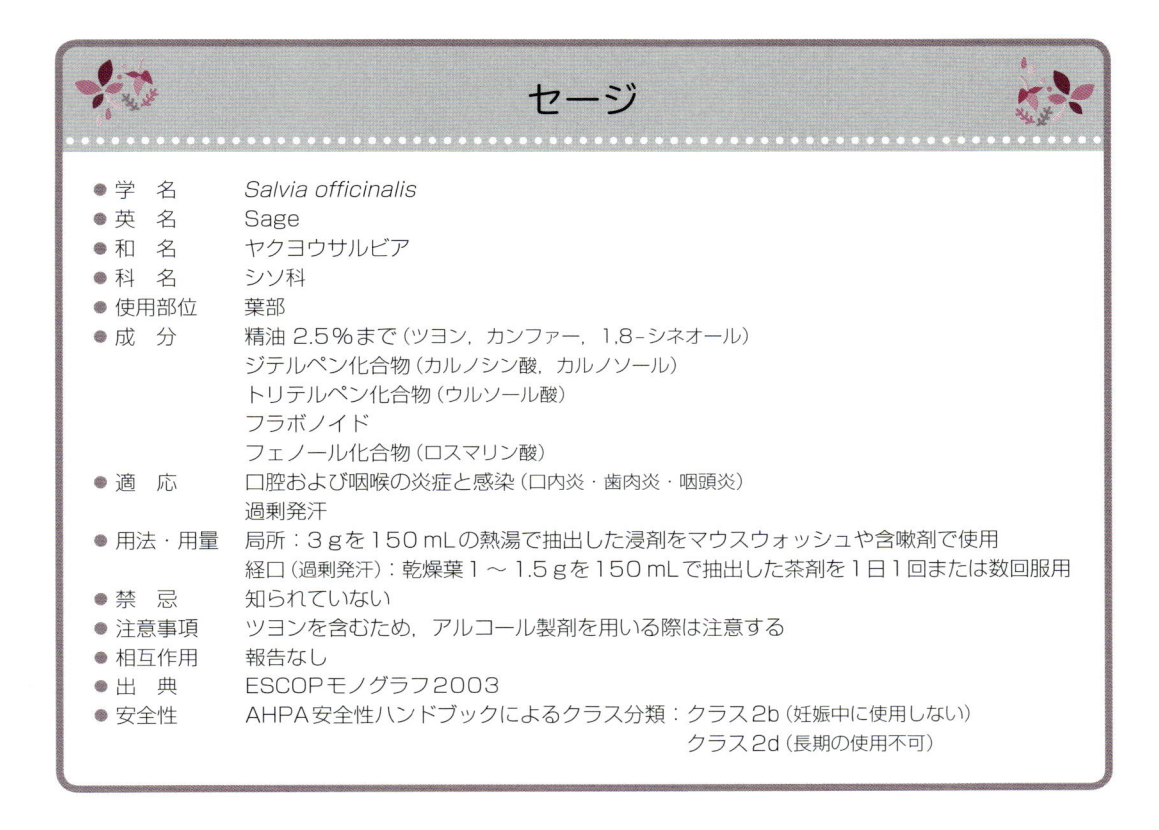

　セージは強い抗菌作用をもつ精油に加えて，収れん作用をもつシソ科タンニンの代表であるロスマリン酸などのフェノール化合物を含むため，口腔粘膜の炎症に用いられます．口内炎や咽頭炎に用いる場合は局所に充血を誘起させ治癒を早めるため，できるだけ熱い温度の浸剤で含嗽やマウスウォッシュを行います．濃い浸剤を作り，ホットミルクと合わせたもので行う方法もあります．急性の炎症には30分〜1時間おきに，できるだけ繰り返して行います．セージのもう一つの活用領域に過剰発汗があります．作用機序は不明ですが，更年期の発汗異常や寝汗，心身相関的に生じる過剰発汗に内用で用いられます．この場合は，熱湯で抽出したものを冷ましてから服用します．また，伝統的には母乳の分泌を抑制する目的で使われることもあります．セージはローズマリーとともにロスマリン酸などのポリフェノールを含むため抗酸化作用が強く，中高年の健康管理への活用が期待されています．近年になって，アセチルコリンエステラーゼの阻害作用や神経細胞を保護する作用も明らかになり，軽度の認知症などへの活用が始まっています．

セントジョンズワート

- 学　名　　*Hypericum perforatum*
- 英　名　　St. John's wort
- 和　名　　セイヨウオトギリソウ
- 科　名　　オトギリソウ科
- 使用部位　開花時の地上部
- 成　分　　ナフトジアンスロン 0.05〜0.3%（ヒペリシン，ソイドヒペリシン）
　　　　　　フロログルシノール 2〜4.5%（ヒペルフォリン）
　　　　　　クエルセチン配糖体（ヒペロシド，クエルシトリン，ルチン）
　　　　　　フェニルプロパノイド（クロロゲン酸）
　　　　　　キサントン（テトラヒドロキシキサントン）
　　　　　　縮合型タンニン
- 適　応　　アルコールエキス製剤（50〜60%エタノールまたは80%メタノール），
　　　　　　およびチンキ剤（49〜50%エタノール）：軽度うつ，または軽度〜中等度うつ
　　　　　　その他の製剤：軽度うつ，感情のバランスのサポート
- 用法・用量　①アルコールエキス製剤（50〜60%エタノールまたは80%メタノール）
　　　　　　　　成人および12歳以上の小児：1日450〜1,050 mg
　　　　　　②チンキ剤，または茶剤
　　　　　　　　チンキ剤（1：5 エタノール60%）：1日3〜4.5 mL
　　　　　　　　茶剤：1日2〜4 g
　　　　　　　　6〜12歳の小児：成人量の半量を医師の監督下でのみ使用
- 禁　忌　　臓器移植後やインジナビルなどのプロテアーゼ阻害薬を使用しているHIV陽性の者
- 注意事項
  - すべての抗うつ薬と同様に，効果が現れるまでに3〜4週間を要す．効果が現れるのが遅れると，治療の初期段階で自殺のリスクが生じる．4週間続けても変化がない場合は継続すべきではない．
  - 臨床データは重篤なうつに対してセントジョンズワートの効果を支持していない．
  - シクロスポリンやインジナビル，その他の抗レトロウイルス薬を使用している患者にはセントジョンズワートの使用を中止するよう助言する．また，抗うつ薬や抗凝固薬との併用（この場合は凝固時間をモニタリングすること）や，ジゴキシンやテオフィリンとの併用（この場合は血中濃度をモニタリングすること）には特に注意が必要である．
- 相互作用
  - セントジョンズワートとほかの薬剤との相互作用は多数報告されている．相互作用には抗うつ薬と併用した場合に起こるセロトニンシンドロームや，ほかの薬剤の血中濃度を下げて効果を減弱させるものがある．血中濃度の低下はシクロスポリン，インジナビル，またはほかの抗レトロウイルスプロテアーゼ阻害薬や転写酵素阻害薬，抗凝固薬のフェンプロクモン，ワルファリン，テオフィリン，ジゴキシンで報告されている．
  - 相互作用のメカニズムとしてはシトクロムP450のサブタイプの誘導と考えられていたが，さらにP糖タンパク薬物輸送体の発現も報告されている．
  - 経口避妊薬（特にエストロゲン50 μg以下の低濃度の）とセントジョンズワートとの相互作用についてはまだ明確にわかっていない．しかし，臨床研究で0.15 mgのデソゲストレルと20 μgのエチニルエストラジオールを含む経口避妊薬との併用では相互作用はみられなかったと報告されている．
- 出　典　　ESCOPモノグラフ2003
- 安全性　　AHPA安全性ハンドブックによるクラス分類：クラス2d（MAO阻害薬との相互作用）

セントジョンズワートは光感応物質であるヒペリシンとヒペルフォリンなどを含み，軽度から中等度のうつを改善します．こうした働きにはセロトニンの再取り込み阻害作用やMAO阻害作用など，複数のメカニズムが関わっているようです．セントジョンズワートのうつに対する適用の利点は，作用が緩和であることと寛解後の離脱が容易であることです．このため，小児の神経過敏や不安，不眠や夜尿症などにも用いられます．セントジョンズワートの製剤にはヒペリシンを0.3％含有する標準化エキスやヒペルフォリンを2〜5％含有する標準化エキスがありますが，ドイツのコミッションEモノグラフでは，乾燥ハーブとして1日2〜4g，または総ヒペリシン0.2〜1mgを規定しています．また，効果発現まで通常1ヵ月程度を要します．セントジョンズワートを植物油に漬け込んで，ヒペリシンを含む赤色色素を溶出させた浸出油や外用チンキ剤は消炎・鎮静作用をもつため，軽い火傷や筋肉痛，下腿潰瘍などに用いられます．なお，セントジョンズワートは薬物代謝酵素を誘導するため，厚生省（現 厚生労働省）は2000年5月10日にセントジョンズワート含有食品とインジナビル（抗HIV薬），ジゴキシン（強心薬），シクロスポリン（免疫抑制薬），テオフィリン（気管支拡張薬），ワルファリン（抗凝固薬），経口避妊薬との併用に関する注意を促す発表を行いました．

資料　精油とハーブのモノグラフ

ソウパルメット

- 学　名　　*Serenoa repens*
- 英　名　　Saw palmetto
- 和　名　　ノコギリヤシ
- 科　名　　ヤシ科
- 使用部位　果実
- 成　分　　遊離脂肪酸（ラウリン酸，オレイン酸，ミリスチン酸，リノール酸，リノレン酸）
  　　　　　ステロール（β-シトステロール）
  　　　　　トリグリセリド
  　　　　　精油
  　　　　　フラボノイド
- 適　応　　軽度〜中等度の良性前立腺肥大に伴う排尿障害（頻尿，夜間頻尿，尿閉）
- 用法・用量　1日1〜2gまたは親油性エキス320 mg
- 禁　忌　　知られていない
- 注意事項　すべてのケースにおいて外科手術など，ほかの治療法を受ける必要がないかどうかメディカルチェックを受けること．血尿や急性の尿閉の場合は特に医師の診断を受けること
- 相互作用　報告なし
- 出　典　　ESCOPモノグラフ2003
- 安全性　　AHPA安全性ハンドブックによるクラス分類：クラス1（適切な使用において安全）

　壮年期の男性の良性前立腺肥大は5α-リダクターゼ（還元酵素）によってテストステロンが活性化し，ジヒドロテストステロンとなって前立腺の受容体に結合することで発症します．ソウパルメットの抽出物は5α-リダクターゼを阻害し，またジヒドロテストステロンと前立腺の受容体との結合を阻害することで頻尿や残尿感，排尿痛などの症状を改善します．このほかにもシクロオキシゲナーゼやリポキシゲナーゼの阻害による抗炎症作用や，前立腺細胞のアポトーシス誘導，細胞増殖の抑制など多様な作用機序が関わっています．ソウパルメットとフィナステリドなどの医薬品との比較臨床試験では，効果は同等であるものの男性生殖器の機能低下といったQOLの低下が少なかったことが報告されており[1]，ソウパルメットの利点といえます．なお，ソウパルメットの効果の発現には脂溶性の成分が主に関わっているため，茶剤ではなく脂溶性成分を含むエキス剤を用いることが大切です．一般の臨床試験では，脂質ステロールを80〜90％含有する標準化エキス剤（1日320 mg）を，1回あるいは2回に分割して投与する方法が多く採用されています．

文献

1) Carraro JC et al.: Comparison of phytotherapy (Permixon) with finasteride in the treatment of benign prostate hyperplasia: a randomized international study of 1,098 patients. Prostate, 29: 231-240, 1996.

タイム

- 学　名　*Thymus vulgaris*
- 英　名　Thyme
- 和　名　タチジャコウソウ
- 科　名　シソ科
- 使用部位　葉部
- 成　分　精油（チモール，カルバクロール）
  　　　　　フラボノイド（チモニン）
  　　　　　カフェ酸
  　　　　　ロスマリン酸
  　　　　　サポニン
- 適　応　上気道カタル，百日咳
  　　　　　口内炎，口臭
- 用法・用量　成人および1歳以上の小児：1〜2gの乾燥葉を茶剤として1日数回服用
  　　　　　　1歳未満の小児：0.5〜1g
  　　　　　　局所使用：5％浸剤（乾燥葉5gを熱湯100mLに10分間浸出させたもの）を含嗽剤，
  　　　　　　　　　　およびマウスウォッシュで使用
- 禁　忌　知られていない
- 注意事項　知られていない
- 相互作用　報告なし
- 出　典　ESCOPモノグラフ2003
- 安全性　AHPA安全性ハンドブックによるクラス分類：クラス1（適切な使用において安全）

　独特の香気をもつタイムの精油は，チモールやカルバクロールといったフェノール系の成分を含むため強力な抗菌作用を発揮し，また吸入の際に気道分泌を調整し，気管支の線毛運動を亢進して去痰作用をもたらします．一方，タイムのフラボノイドはアセチルコリンとヒスタミンの受容体を阻害し，カルシウムチャネルの拮抗作用により気管および腸の平滑筋を弛緩させます．したがって，タイムは強い抗菌作用とともに鎮痙作用をもつ去痰薬として，上気道カタルや喘息に用いられます．なお，タイムの精油の一部は代謝を経たあとに肺胞に達し，呼気中に排出されるため，呼吸器を浄化します．また，タイムは食あたりや消化不良などの消化器系の不調や，それに伴う口臭にも用いられます．タイムの茶剤を服用する場合は，芳香成分を十分に吸い込むことが大切です．また，小児の咳にはタイムのシロップ剤が奏効しますが，製剤の簡便法として茶剤に砂糖を高濃度に加えてスプーンで与える方法があります．タイムには，抗菌作用と鎮痙作用という共通性をもつペパーミントをブレンドすると，機能も高まり飲みやすくなります．

資料 精油とハーブのモノグラフ

ダンディライオン

- 学　名　　*Taraxacum officinale*
- 英　名　　Dandelion
- 和　名　　セイヨウタンポポ
- 科　名　　キク科
- 使用部位　根部
- 成　分　　セスキテルペンラクトン（オイデスマノリド）
　　　　　　イヌリン
　　　　　　トリテルペンアルコール（タラキサステロール）
　　　　　　フィトステロール
　　　　　　カリウム
- 適　応　　肝臓および胆嚢の機能回復，消化不良，食欲不振
- 用法・用量　成人：3～5gを茶剤として1日3回服用
- 禁　忌　　腸管閉塞，胆嚢炎，腸閉塞
- 注意事項　知られていない
- 相互作用　報告なし
- 出　典　　ESCOPモノグラフ2003
- 安全性　　AHPA安全性ハンドブックによるクラス分類：クラス2d
　　　　　　　　　　　　　　　　　（腸管閉塞，重篤な胆嚢炎，腸閉塞に禁忌）

　ダンディライオンの根は，タラキサシンと呼ばれるオイデスマノリドなどからなる苦味質を含み，苦味健胃薬として，また強肝・利胆を目的に用いられます．オリゴ糖であるイヌリンの含有量は春季は2％程度ですが，秋季には40％にも達します．イヌリンは腸管でビフィズス因子として働き，腸内環境を改善するとともに大腸上皮の新陳代謝を促進します．ダンディライオンの葉はカリウムを4％ほども含み顕著な利尿作用をもたらしますが，根もカリウムを2％程度含んでいます．このようにダンディライオンの根は食欲を増すとともに解毒・緩下・利尿作用をもつため，悪液質の改善に用いたり，関節リウマチや痛風などに用いられます．また，ドイツなどでは春先にダンディライオンやネトル，白樺などを集中的に摂取して体質改善をすすめる春季解毒療法が定着しています．なお，ダンディライオンの根を軽く焙煎して淹れた茶剤は，代用コーヒーとしてダンディライオンコーヒーの名で親しまれ，ノンカフェインであることや催乳（母乳の分泌を促す）の目的で，妊婦や授乳婦に愛飲されています．

チェストベリー

- 学　名　*Vitex agnus castus*
- 英　名　Agnus castus
- 和　名　イタリアニンジンボク
- 科　名　クマツヅラ科
- 使用部位　果実
- 成　分　ラブダン型二環式ジテルペン化合物（ロツンディフラン0.3％まで）
  イリドイド配糖体（アグヌシド，アウクビン）
  脂溶性フラボノイド（カスティシン）
  水溶性フラボン（イソビテキシン）
  精油（α-ピネン，4-テルピネオール，β-カリオフィレン）
- 適　応　月経前症候群（乳房痛，乳腺痛）
  月経不順
- 用法・用量　月経前症候群に乾燥果実1日30〜40mg，または最大240mg
- 禁　忌　知られていない
- 注意事項　知られていない
- 相互作用　報告なし
  〔ドパミン受容体遮断薬と併用すると，互いに効果を減弱する可能性〕
- 出　典　ESCOPモノグラフ2003
- 安全性　AHPA安全性ハンドブックによるクラス分類：
  クラス2b（妊娠中に使用しない）
  クラス2d（経口避妊薬の効果を減弱する可能性がある）

　チェストベリーは昔からアメリカのエクレクティック派（折衷主義）の医師によって，月経痛などの婦人科疾患に用いられてきました．現在では作用機序も明らかになりつつあり，月経前症候群や更年期障害，それに受胎準備などに用いられています．チェストベリーに含まれる二環式ジテルペン化合物は，下垂体のドパミン受容体に結合し，プロラクチンの分泌を抑制します．このため，チェストベリーは高プロラクチン血症を改善し，またそれに関連していると思われる乳房痛や乳腺痛，受精率の低下（不妊）を改善します．ただし，このメカニズムはプロラクチンが上昇したときのみに働き，通常のプロラクチン分泌では生じません．また，チェストベリーはFSH（卵胞刺激ホルモン）やLH（黄体形成ホルモン）のレベルそのものには基本的に影響を与えませんが，黄体の機能不全による不妊や習慣流産を改善し，月経期のニキビや口唇の疱疹，膝に水が溜まるなどの不快な症状を和らげます．さらに，チェストベリーはオピオイド受容体にも作用し，脳内エンドルフィンを介して疼痛などの緩和に役立っているようです．なお，チェストベリーは効果発現までに3月経周期程度の継続が必要になります．

　2014年9月にダイレクトOTCとして，チェストベリーの乾燥エキスを有効成分とした医薬品（プレフェミン®）が発売されています．

❁ 資料　精油とハーブのモノグラフ

デビルズクロウ

- 学　名　　*Harpagophytum procumbens*
- 英　名　　Devil's claw
- 和　名　　ライオンゴロシ
- 科　名　　ゴマ科
- 使用部位　二次貯蔵根（側根の塊茎）
- 成　分　　イリドイド配糖体（ハルパゴシド0.8〜3％）
　　　　　　フェノール配糖体（アクテオシド）
　　　　　　糖質
- 適　応　　骨関節炎の疼痛，腰痛
　　　　　　食欲不振，消化不良
- 用法・用量　①骨関節炎の疼痛：（成人）1日2〜5g
　　　　　　②腰痛：（成人）1日4.5〜9g
　　　　　　③食欲不振または消化不良：（成人）0.5gを煎剤として1日3回服用
　　　　　　小児には推奨しない
- 禁　忌　　ほかの苦味薬と同様に胃潰瘍の者
- 注意事項　知られていない
- 相互作用　報告なし
- 出　典　　ESCOPモノグラフ2009
- 安全性　　AHPA安全性ハンドブックによるクラス分類：クラス2d（胃潰瘍・十二指腸潰瘍には禁忌）

❁　❁　❁

　デビルズクロウ（悪魔の爪）という名前の由来は，木化した果実の形状が鋭い鉤状を呈していることによります．デビルズクロウは南アフリカのサバンナの原産で，先住民のコイ族やバンツー族が苦味強壮薬として用いていたのが発端です．1950年代の初頭にヨーロッパに紹介され，植物療法に取り入れられるようになりました．デビルズクロウの適応は，苦味健胃薬として食欲不振や消化不良に用いられるケースと，関節リウマチや変形性関節炎（特に腰や膝）に用いられるケースがあり，後者のメカニズムとして5-リポキシゲナーゼの阻害作用などが報告されています．イリドイド配糖体のハルパゴシドは，腸内細菌によってアウクビニンBに代謝されて活性化され，効果を発揮します．デビルズクロウは，骨関節炎や腰痛と脂質異常症などの代謝性疾患を併せもった高齢者に，とても有用とされています．ただし，強い苦味が胃酸の分泌をもたらすため，胃潰瘍や十二指腸潰瘍の人には用いられず，また血液凝固を抑制する可能性があるため抗凝固薬や抗血小板薬との併用にも注意します．

ネトル

- 学　名　*Urtica dioica*
- 英　名　Nettle
- 和　名　セイヨウイラクサ
- 科　名　イラクサ科
- 使用部位　葉部
- 成　分　カフェ酸エステル（主にカフェオイルリンゴ酸 1.6％まで，クロロゲン酸 0.5％まで）
　　　　　フラボノイド（主にケンフェロール，クエルセチン）
　　　　　ミネラル（カリウム 1.8～2％，シリカ 0.9～1.8％）
　　　　　遊離アミノ酸
　　　　　シトステロール
　　　　　クロロフィル（2.7％）
　　　　　葉の刺毛にはアセチルコリン，ヒスタミン，5-ヒドロキシトリプタミン（セロトニン），少量のロイコトリエン
- 適　応　関節炎や関節リウマチの補助療法
　　　　　利尿（例として，尿路の炎症性疾患に腎での水分排泄を高めるなど）
- 用法・用量　内用：（成人）3～5gを茶剤として1日3回まで服用
　　　　　　　　　　　圧搾汁15mLを1日3回まで服用
　　　　　　　外用：（成人）生の葉を痛みのある部位の皮膚に1日1回，30秒間あてる
- 禁　忌　知られていない
- 注意事項　知られていない
- 相互作用　報告なし
- 出　典　ESCOPモノグラフ2003
- 安全性　AHPA安全性ハンドブックによるクラス分類：クラス1（適切な使用において安全）

　ネトルはダンディライオンや白樺とともに利尿，浄血（抗悪液質）系のハーブとして知られます．ドイツでは体質改善を目的に，春先にこれらのハーブを集中的に摂取する春季解毒療法が生活に根づいています．ネトルは主にアトピー性皮膚炎や花粉症，関節リウマチなどのアレルギー疾患や痛風などの代謝性疾患に茶剤や圧搾汁，粉末剤やフリーズドライ製剤など，さまざまな剤形で用いられます．また，ネトルは量的にはそれほど多くありませんが，カロテノイドやビタミンC，葉酸や鉄，カルシウムを含むため，妊娠中の栄養素の補給や貧血の予防に用いられます．病中病後の体力の消耗による脱毛や男性型脱毛には，ローズマリーとブレンドして用いられます．ネトルはスギナほどではありませんがケイ素を豊富に含むため，爪や髪の弱質化や高齢者の筋・骨格系の衰えの予防に粉末剤として服用する方法もあります．一方，外用ではアルコール製剤として関節リウマチや坐骨神経痛に塗擦したり，ローション剤として育毛の目的で頭皮に用います．なお，ネトルの根は多糖類やフィトステロールを含み，良性前立腺肥大の症状を緩和するのに用いられます．

ハイビスカス

- 学　名　　*Hibiscus sabdariffa*
- 英　名　　Red sorrel, Roselle
- 科　名　　アオイ科
- 使用部位　がく部
- 成　分　　植物酸15〜30％（クエン酸，リンゴ酸，ハイビスカス酸）
　　　　　　アントシアニン色素1.5％（ヒビスシン，デルフィニジン）
　　　　　　粘液質（アラビノガラクタン）
　　　　　　ペクチン
　　　　　　ミネラル（鉄，カルシウム）
- 適　応　　肉体疲労，眼精疲労，食欲不振
　　　　　　血行不良，便秘
- 用法・用量　2.5gを茶剤として1日3回服用
- 禁　忌　　知られていない
- 注意事項　知られていない
- 相互作用　報告なし
- 安全性　　AHPA安全性ハンドブックによるクラス分類：クラス1（適切な使用において安全）

ハイビスカスティーのさわやかな酸味はクエン酸やハイビスカス酸などの植物酸（有機酸）によるもので，鮮やかなワインレッドはアントシアニン色素によるものです．クエン酸などの植物酸は，エネルギー代謝を司るクエン酸（TCA）回路を活性化してATP（アデノシン三リン酸）の産生を高めるため，ハイビスカスは疲労回復に効果があります．ハイビスカスは鉄やカルシウムなどのミネラルを豊富に含みます．植物酸による腸管のpH低下はこれらミネラルの吸収を高め，またクエン酸などによるキレート作用がさらにこれを促します．pHの低下は腸内環境を改善し，ハイビスカスに含まれる粘液質やペクチンの働きも相まって，緩下作用がもたらされます．夏バテや病中・病後の食欲不振には，酸味が食欲を刺激するので特に効果的です．また，ハイビスカスは血行を促進する働きがあるので，冬季にはハチミツを加えるなどして服用すると身体を温め，かぜを防ぎます．なお，ハイビスカスとローズヒップのブレンドはよく知られていますが，植物酸とビタミンCは相乗効果をもたらすので，風味と効能の両面で優れたブレンドといえます．

パッションフラワー

- 学　名　　*Passiflora incarnata*
- 英　名　　Passion flower
- 和　名　　チャボトケイソウ
- 科　名　　トケイソウ科
- 使用部位　地上部の全草
- 成　分　　フラボノイド（主にアピゲニン，ルテオリン）
　　　　　　精油（微量）
　　　　　　青酸配糖体（ジノカルディン）
　　　　　　アルカロイド（ハルマン，ハルモール）
　　　　　　　これらのアルカロイドは市販品からは検出されない
- 適　応　　緊張，不安，入眠障害
- 用法・用量　成人：0.5〜2gを茶剤として1日3〜4回服用
　　　　　　小児（3〜12歳）：医師の監督下でのみ体重に比例して投与
- 禁　忌　　知られていない
- 注意事項　知られていない
- 相互作用　報告なし
- 出　典　　ESCOPモノグラフ2003
- 安全性　　AHPA安全性ハンドブックによるクラス分類：クラス1（適切な使用において安全）

　パッションフラワーはアメリカの先住民であるチェロキー族やアステカ族が用いた向精神性ハーブですが，現在では鎮静作用と抗不安作用が明らかになり，植物療法において精神安定ハーブとして確固たる地位を築いています．パッションフラワーのエキスを原料にした医薬品であるパシフラミン（パッシフローラエキス）の適応は，神経症における不安，緊張，睡眠障害，過敏性腸症候群などとなっています．パッションフラワーは痛みの領域にも用いられ，激しい頭痛や月経痛に用いられます．また，パッションフラワーは作用が穏やかであるため，できるだけ医薬品の使用を控えたい小児や高齢者にも安心して用いることができます．成人の神経過敏や不安にはバレリアンがよく用いられますが，小児ではパッションフラワーやレモンバーム（メリッサ）が用いられることが多くなります．パッションフラワーは単独でも用いられますが，鎮静系のジャーマンカモミール，バレリアン，レモンバーム（メリッサ）や，マイルドな強心系のホーソンなどとブレンドすることで効果が高まることがあります．なお，食用にされているパッションフルーツはクダモノトケイ（*Passiflora edulis*）の果実であり，本品とは異なります．

資料 精油とハーブのモノグラフ

バレリアン

- 学　名　*Valeriana officinalis*
- 英　名　Valerian
- 和　名　セイヨウカノコソウ
- 科　名　オミナエシ科（スイカズラ科）
- 使用部位　根部
- 成　分　精油：モノテルペン（ボルニルエステル，ピネン）
　　　　　　　　セスキテルペン（バレレナール，バレレン酸）
　　　　　バレポトリエイト
　　　　　γアミノ酪酸
　　　　　グルタミン
- 適　応　神経緊張，就眠困難
- 用法・用量　成人：単回投与では1～3gを茶剤として服用
　　　　　　　　　不穏や過敏には1日3回まで服用
　　　　　　　　　睡眠が目的の場合は就寝の30分～1時間前に単回投与し，
　　　　　　　　　必要であれば夕方早い時間にも服用する
　　　　　　　小児：3～12歳以下までは，医師の監督下で非アルコール製剤を体重に比例して投与
- 禁　忌　3歳未満の小児
- 注意事項　2週間以上症状が続いたり，悪化した場合は受診する
- 相互作用　報告なし
- 出　典　ESCOPモノグラフ2009
- 安全性　AHPA安全性ハンドブックによるクラス分類：クラス1（適切な使用において安全）

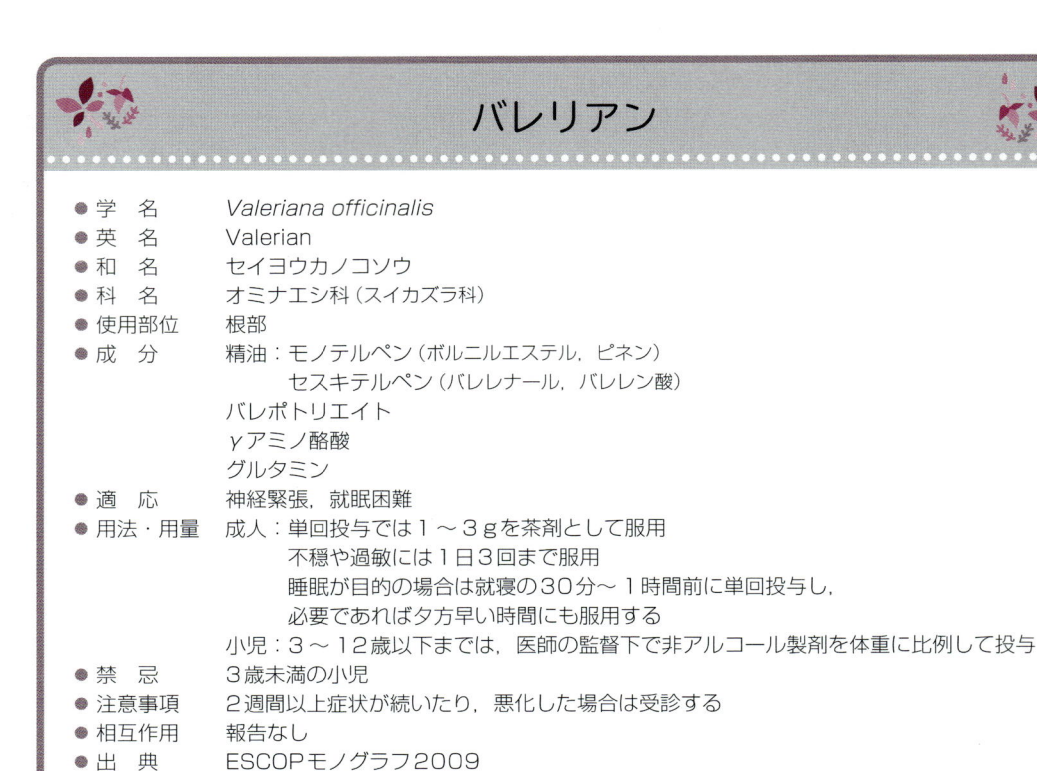

　バレリアンの根はほとんど無臭ですが，精油の損失を防ぐため40℃以下で慎重に乾燥させる際にイソ吉草酸を生じるため，乾燥根は独特の匂いを発します．バレリアンの作用は，精油中の酢酸ボルニルなどのテルペン化合物による鎮静・鎮痙作用と，バレポトリエイトによる精神安定（トランキライザー）作用が合わさったものであり，ドイツのコミッションEモノグラフでは，作用は鎮静と入眠促進と記載されています．バレリアンはいわゆる睡眠薬ではないので，不安や緊張を和らげる目的で日昼でも使用されます．また，必要に応じてペパーミントやレモンバーム（メリッサ），セントジョンズワートとブレンドして用いられます．なお，バレポトリエイトは分子構造がエポキシドであるため毒性が指摘されたことがありますが，分解されやすいため血中にも入りにくく，安全性に問題はありません．むしろ効果を発現させるには，十分な量を服用することが必要です．その一方で，自動車の運転や機械の操作を行う場合は，注意力が減少する可能性があるので注意が必要です．

ビルベリー

- 学　名　　*Vaccinium myrtillus*
- 英　名　　Bilberry
- 科　名　　ツツジ科
- 使用部位　果実
- 成　分　　アントシアニン（アントシアノシドとして乾燥果実中に0.5％）
　　　　　　タンニン
　　　　　　フラボノイド
　　　　　　ペクチン
　　　　　　有機酸
- 適　応　　内用：アントシアニンを豊富に含む果実エキス；静脈瘤（脚部など）
　　　　　　　　　乾燥果実；急性下痢
　　　　　　外用：口腔や咽頭粘膜の炎症に局所使用
- 用法・用量　内用：アントシアニンを36％含有する標準化エキス剤を1日320〜480 mg
　　　　　　　　　　乾燥果実を1日20〜60 g
　　　　　　　外用：乾燥果実の10％煎剤
- 禁　忌　　知られていない
- 注意事項　知られていない
- 相互作用　報告なし
- 出　典　　ESCOPモノグラフ2003
- 安全性　　AHPA安全性ハンドブックによるクラス分類：クラス1（適切な使用において安全）

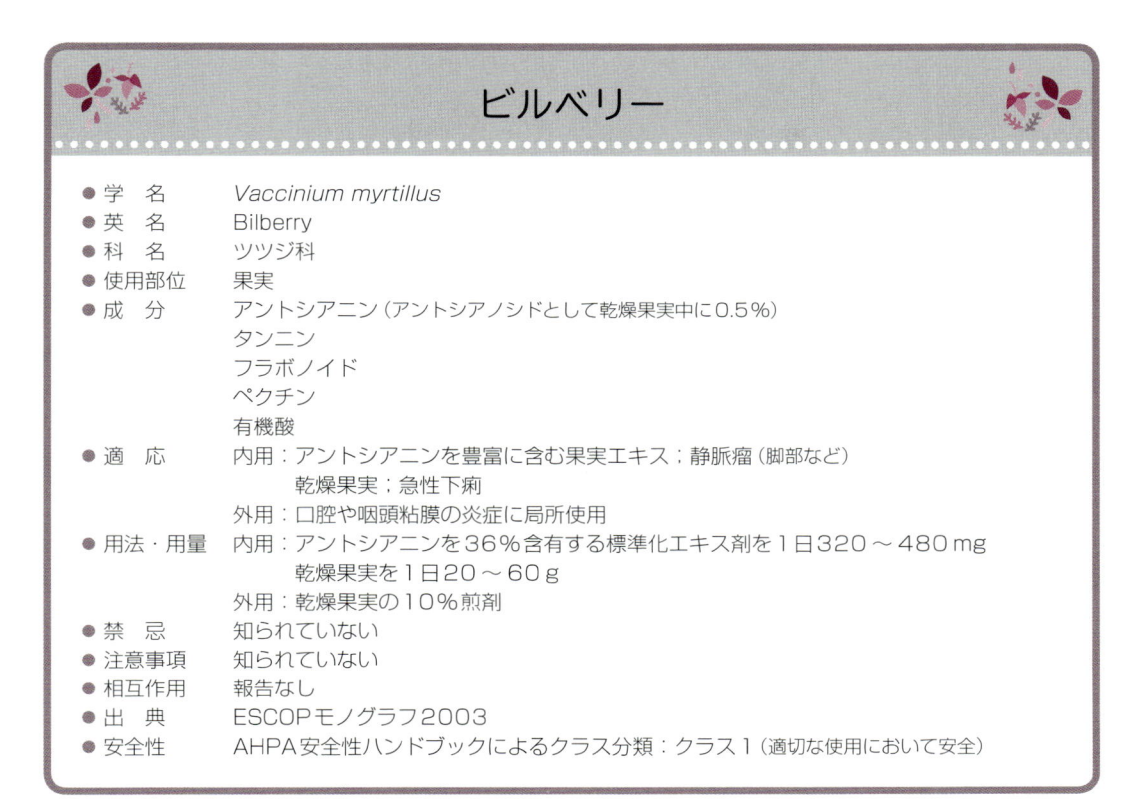

ビルベリーの果実はデルフィニジン-3-グルコシドなどのアントシアニン（アントシアニジン配糖体）やタンニンを豊富に含みます．アントシアニンは抗酸化作用や毛細血管保護作用，抗炎症作用をもち，一方，タンニンは収れん作用をもちます．そのためビルベリーは，伝統的な植物療法では血管保護薬として静脈瘤などに，収れん薬として口腔粘膜の炎症や下痢に用いられました．その後，アントシアニンが，網膜にある光受容体タンパクであるロドプシンの再合成速度を早めることが明らかとなり，ビルベリーが「目に良いハーブ」として知られるようになります．現在では，アントシアニンの含有量で標準化したエキス剤が，もっぱら糖尿病網膜症や老人性白内障，パソコンによる眼精疲労などに用いられています．なお，ビルベリーの葉にはグルコース耐糖因子のクロムを豊富に含むため，かつては血糖降下を目的に用いられましたが，ビルベリーの葉にはアルブチンも含まれるため，高用量や長期投与により，めまいや吐き気，悪液質といったハイドロキノン中毒を起こすことがあり，現在ではそうした目的では用いられていません．

資料 精油とハーブのモノグラフ

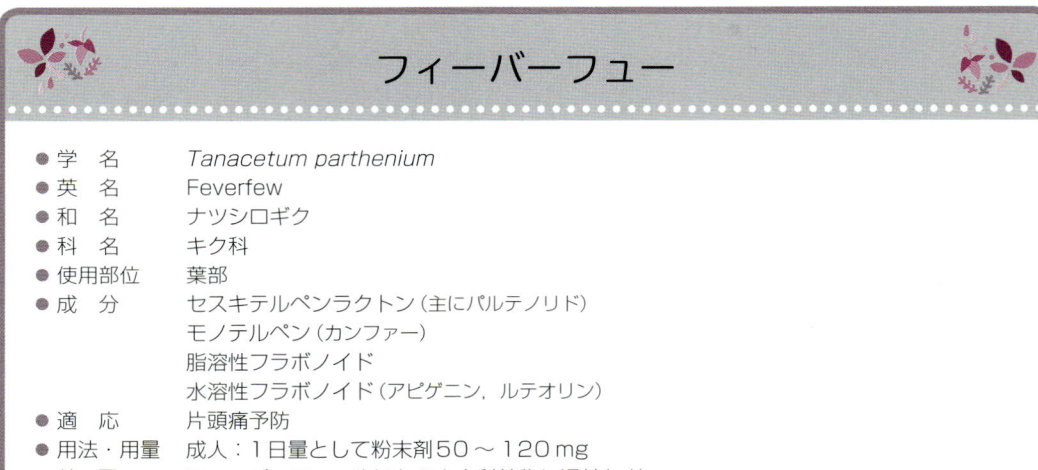

フィーバーフュー

- 学　名　　*Tanacetum parthenium*
- 英　名　　Feverfew
- 和　名　　ナツシロギク
- 科　名　　キク科
- 使用部位　葉部
- 成　分　　セスキテルペンラクトン（主にパルテノリド）
  　　　　　モノテルペン（カンファー）
  　　　　　脂溶性フラボノイド
  　　　　　水溶性フラボノイド（アピゲニン，ルテオリン）
- 適　応　　片頭痛予防
- 用法・用量　成人：1日量として粉末剤50〜120 mg
- 禁　忌　　フィーバーフューやほかのキク科植物に過敏な者
- 注意事項　知られていない
- 相互作用　報告なし
- 出　典　　ESCOPモノグラフ2003
- 安全性　　AHPA安全性ハンドブックによるクラス分類：クラス2b（妊娠中に使用しない）

　フィーバーフューは植物療法の歴史において，もっぱら片頭痛に用いられてきました．1980年代に入ると，イギリスを中心としてフィーバーフューの効果について科学的検証が行われ，医学雑誌『The Lancet』に取り上げられたことなどから，医療応用が進みました．片頭痛の原因は明らかではありませんが，血小板から放出されたセロトニンが血管を収縮させ，やがて血小板内のセロトニンが枯渇すると血管平滑筋が収縮から弛緩に転じ，その際に頭痛が発生すると考えられています．フィーバーフューはセスキテルペンラクトンのパルテノリドやフラボノイドを含むため，血小板からのセロトニンの放出を抑制するとともに，シクロオキシゲナーゼやリポキシゲナーゼの活性を阻害し，炎症やそれに伴う疼痛や吐き気を和らげます．フィーバーフューは温めると楽になる頭痛や，脳血管の血流量減少に伴う頭痛に奏効します．また，消炎作用をもつため，片頭痛のほかに関節リウマチや関節炎，月経痛などの疼痛緩和に用いることもあります．なお，内服する際に口腔粘膜や消化器に刺激を感じる場合があります．

フェンネル

- 学　名　*Foeniculum vulgare*
- 英　名　Fennel
- 和　名　ウイキョウ
- 科　名　セリ科
- 使用部位　果実
- 成　分　精油（主にアネトール，エストラゴール10％まで，フェンコン7.5％まで）
　　　　　水溶性モノテルペン配糖体
　　　　　アルキル化合物
　　　　　芳香族化合物
- 適　応　消化不良，胃腸のけいれん，腹部膨満，上気道カタル
- 用法・用量　成人：1日5～7g（粉砕）を茶剤として服用
　　　　　小児：（0～1歳）1日量1～2g（粉砕）を茶剤として服用
　　　　　　　　（1～4歳）1日量1.5～3g（粉砕）を茶剤として服用
　　　　　　　　（4～10歳）1日量3～5g（粉砕）を茶剤として服用
　　　　　　　　（10～16歳）成人量
- 禁　忌　アネトールに過敏な者はフェンネルの使用を控える
- 注意事項　アネトールに過敏な者はフェンネルの使用を控える
- 相互作用　報告なし
- 出　典　ESCOPモノグラフ2003
- 安全性　AHPA安全性ハンドブックによるクラス分類：クラス1（適切な使用において安全）

　フェンネルは同じセリ科のアニスやキャラウェイとともに駆風作用（腸内に集積したガスを排出する作用）をもつため，鼓腸（ガスによる腹部の張り）を鎮めます．また，この3種には緩和な去痰作用もあるため，上気道カタルなどにも用いられます．駆風の効力は，キャラウェイ＞フェンネル＞アニスの順ですが，去痰の効力はアニス＞フェンネル＞キャラウェイの順になります．フェンネルは乳児の離乳期の消化不良や疝痛，下痢に用いられ，ジャーマンカモミールや少量のペパーミントと組み合わせたものは「ベビーティー」の愛称で知られます．また，フェンネルの精油の成分でありアネトールの二量体であるジアネトールは，女性ホルモン様作用をもつジエチルスチルベストロールと分子構造が類似するため，催乳の目的で用いられることもあります．フェンネルの茶剤を調製する際は，成分の溶出を促すため，フェンネルの果実を抽出直前に粉砕します（事前に粉砕すると精油が揮発してしまうので，直前に行います）．鎮咳・去痰の目的で服用する場合はハチミツや砂糖を加えてフェンネルハニー，フェンネルシロップとしたほうが効果的なこともあります．

資料　精油とハーブのモノグラフ

ブラックコホシュ

- 学　名　　*Cimicifuga racemosa*
- 英　名　　Black cohosh
- 和　名　　アメリカショウマ
- 科　名　　キンポウゲ科
- 使用部位　根部，根茎部
- 成　分　　トリテルペン配糖体（シミシフゴシド，アクテイン）
　　　　　　芳香族酸（カフェ酸，フェルラ酸）
　　　　　　フェニルプロパノイドエステル（カフェ酸メチル）
　　　　　　[1985年にイソフラボンのフォルモノネチンの存在が報告されたが，その後の研究では確認されていない．別のイソフラボンのビオカニンAも報告されたが，その後の研究では確認されていない．]
- 適　応　　更年期症状（ホットフラッシュ，多汗，睡眠障害，神経過敏）
- 用法・用量　成人：1日量として乾燥根茎40〜140 mgに相当する量のイソプロパノール（40%）エキス，またはエタノール（40〜60%）エキス
- 禁　忌　　知られていない
- 注意事項　ブラックコホシュの使用については，エストロゲン依存性のがん患者には注意が必要である．*in vitro*および*in vivo*の薬理学的研究では，ブラックコホシュのエキスは乳がんの潜伏期間や進行に影響を与えないし，抑制する可能性がある．しかし，一方では複数の*in vitro*の研究で，反対の結果もみられている．臨床経験ではリスクを減らすようだが，関連するヒトの毒性データが入手できていない．
- 相互作用　報告なし
- 出　典　　ESCOPモノグラフ2003
- 安全性　　AHPA安全性ハンドブックによるクラス分類：クラス2b（妊娠中に使用しない）
　　　　　　　　　　　　　　　　　　　　　　　　　　　　クラス2c（授乳期間中に使用しない）

　ブラックコホシュは北米の先住民が月経痛などに用いたハーブで，現在ではチェストベリーと並んで婦人科の不調に用いられています．特に更年期の自律神経失調症やそれに伴う不定愁訴にホルモン補充療法に対する代替療法として活用されます．ブラックコホシュの作用機序はチェストベリーほど解明されていませんが，トリテルペン配糖体のシミシフゴシドやアクテインなど，多様な成分が視床下部–下垂体–卵巣系に働きかけて，選択的なエストロゲン受容体調節作用をもたらしていると考えられます．こうしたことから，最近では閉経後の骨粗鬆症予防に補助療法として用いられています．なお，ブラックコホシュ製剤の服用者に肝機能異常，黄疸，肝炎などの肝障害がみられるとして，2012年10月に英国医薬品・医療製品規制庁（MHRA）から注意喚起が行われましたが，ブラックコホシュそのものの肝毒性などについては報告されていません．また，英国ハーブ医薬品協会が発刊している『British Herbal Compendium』では，用法・用量としてエタノール製剤のほかに，乾燥根茎40〜200 mg，または同量の煎剤を1日量として記載していますが，伝統的な使用法では1gを1日3回と高用量で使われます．

ペパーミント

- 学　名　　*Mentha piperita*
- 英　名　　Peppermint
- 和　名　　セイヨウハッカ
- 科　名　　シソ科
- 使用部位　葉部
- 成　分　　精油1～3％（*l*-メントール33～55％，メントン10～35％）
　　　　　　フラボノイド（ルテオリン，ルチン，ヘスペリジン，エリオシトリン）
　　　　　　フェノール酸
- 適　応　　消化不良・鼓腸・胃炎などの消化器障害
　　　　　　　ただし，これらの適応を支持する臨床データは得られていない
- 用法・用量　成人：1.5～3gを150 mLの熱湯で抽出した茶剤を1日3回
　　　　　　小児（4歳以上）：次の量を茶剤でのみ使用
　　　　　　　　（4～10歳）　1日量　3～5g
　　　　　　　　（10～16歳）1日量　3～6g
- 禁　忌　　知られていない
- 注意事項　知られていない
- 相互作用　報告なし
- 出　典　　ESCOPモノグラフ2003
- 安全性　　AHPA安全性ハンドブックによるクラス分類：クラス1（適切な使用において安全）

　ペパーミントの茶剤はメントールのさわやかな香りが脳機能を賦活し，清涼感をもたらすため嗜好飲料としても人気があります．ペパーミントの精油は胃の平滑筋に直接的に作用し，カルシウムイオンを調整して鎮痙作用をもたらします．また，穏やかな利胆作用をもつため，消化不良や食欲不振，鼓腸や過敏性腸症候群を改善します．また，ペパーミントの精油は大腸菌や黄色ブドウ球菌に対する抗菌作用や，軽い局所麻酔作用をもつため，吐き気や胃痛，疝痛を和らげます．ペパーミントと比較して，和薄荷（*Mentha arvensis*）は精油中の*l*-メントールの含有量が多いのが特徴です．ドイツでは小児科での胃の不調や疝痛の治療に，ペパーミント67％，ジャーマンカモミール33％の割合で製した混合茶剤が処方されています．状態や嗜好に応じてこの比率を変えてもよいです．ペパーミントは一般に茶剤が最も多く用いられますが，緊張型の頭痛や軽い打撲などにペパーミントの外用チンキ剤を用いて塗布する方法もあります．なお，品質管理として，ドイツのコミッションEモノグラフでは乾燥葉に1.2％以上の精油の含有を規定しています．ペパーミントを用いる際には，香りが残っているものを使うことが大切です．

ヘンプ

- 学　名　　*Cannabis sativa*
- 英　名　　Hemp, Marijuana
- 和　名　　アサ，タイマ
- 科　名　　クワ科
- 使用部位　種子
- 成　分　　脂肪酸（リノール酸57％，αリノレン酸20％，γリノレン酸3％）
　　　　　　タンパク質
　　　　　　食物繊維
　　　　　　ビタミン（E，K）
　　　　　　ミネラル（鉄，亜鉛）
- 適　応　　脂質異常症，糖尿病，便秘，炎症体質
- 用法・用量　種子は食材として活用
　　　　　　油脂は食材として，またはカプセル剤として服用
　　　　　　1日3,000〜6,000 mg（αリノレン酸として600〜1,200 mg）を3回に分けて毎食後に服用する
- 禁　忌　　知られていない
- 注意事項　知られていない
- 相互作用　報告なし
- 安全性　　AHPA安全性ハンドブックによるクラス分類：記載なし

※　※　※

　ヘンプの葉と花穂はTHC（テトラヒドロカンナビノール）を含むため，大麻取締法で厳しく規制されていますが，ヘンプの種子や種子を圧搾して得た油脂はヘルスケアに役立てられています．ヘンプの種子は良質の植物性タンパク源として知られ，また食物繊維や鉄，カルシウムなどのミネラルを豊富に含みます．また，ヘンプの油脂はω3系脂肪酸であるαリノレン酸をおよそ20％含み，アレルギーなどの炎症体質の改善や，生活習慣病予防を目的としたω3系脂肪酸の供給源として用いられます．亜麻仁油（フラックスシード油）やアマゾングリーンナッツ油（インカインチ油）にはαリノレン酸がおよそ50〜60％含まれますが，ヘンプ油には両者には含まれない自然界で珍しいGLA（γリノレン酸）がおよそ3％含まれることに特徴があります．αリノレン酸は皮膚への浸透性と保湿力に優れるため，ヘンプ油はスキンケアオイルとしても有用です．なお，欧米ではカンナビノイドの医療応用を進める医療用大麻と呼ばれる領域が注目を集めており，悪液質を伴うがん疼痛や緑内障，多発性硬化症などの難病に対する活用が試みられています．

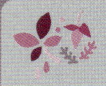

ホーソン

- 学　名　*Crataegus monogyna*
- 英　名　Hawthorn
- 和　名　セイヨウサンザシ
- 科　名　バラ科
- 使用部位　葉部
- 成　分　フラボノイド2％まで（ヒペロシド，ビテキシン）
  オリゴメリックプロアントシアニジン 約3％（2〜8単位のモノマー）
  トリテルペン化合物（ウルソール酸）
  フェノール酸（カフェ酸，クロロゲン酸）
  アミン（コリン，キサンチン）
  ミネラル（主にカリウム塩）
- 適　応　心不全，循環機能の補助
- 用法・用量　1〜1.5ｇ（細断）を使用した茶剤を1日3〜4回，粉末剤1日2〜5ｇ
- 禁　忌　知られていない
- 注意事項　症状が6週間以上続く場合や足のむくみが増す場合は必ず受診する
  心臓部が痛んだり，上腹部や首の周辺が痛む場合，呼吸困難の場合は医学的介入が必須である
- 相互作用　報告なし
- 出　典　ESCOPモノグラフ2003
- 安全性　AHPA安全性ハンドブックによるクラス分類：クラス1（適切な使用において安全）

　ホーソンはOPC（オリゴメリックプロアントシアニジン）やヒペロシド，ビテキシンなどのフラボノイドを豊富に含み，冠状血管や心筋の血行を促進して強心作用をもたらします．OPCはカテキン類が縮合したもので，経口投与後に速やかに血中に取り込まれ，抗酸化作用や毛細血管保護作用をもたらします．ホーソンの強心作用にはホスホジエステラーゼの阻害によるサイクリックAMPの増加など，いくつかのメカニズムが関わっています．ホーソンはうっ血性心不全の初期症状や狭心症，心臓周囲の圧迫感，老化による心機能の低下などに幅広く用いられます．心不全のハーブとしてはジギトキシンの原料であるジギタリス（フォックスグローブ）が知られていますが，ホーソンにはジギタリスのような即効性はありませんが，作用が穏やかなため長期に渡って使用することが可能であり，中高年の心臓血管疾患に対する植物性治療薬として確固たる地位を築いています．なお，ホーソンの茶剤は単独で用いられますが，レモンバーム（メリッサ）やジャーマンカモミール，バレリアンなどの鎮静系のハーブとブレンドして用いられることもあります．

資料 精油とハーブのモノグラフ

マカ

- 学　名　　*Lepidium meyenii*
- 英　名　　Maca
- 科　名　　アブラナ科
- 使用部位　塊茎
- 成　分　　グルコシノレート類（グルコシナルビン）
  　　　　　イソチオシアネート類（ベンジルイソチオシアネート）
  　　　　　アルカロイド（マカリジン）
  　　　　　脂肪酸（リノール酸）
  　　　　　フィトステロール
  　　　　　アミノ酸（アルギニン）
  　　　　　ビタミン（B群，C，ナイアシン）
  　　　　　ミネラル（鉄，カルシウム，亜鉛）
- 適　応　　ストレス疲労に伴う気力・体力の低下
  　　　　　更年期や加齢に伴う活力の低下
- 用法・用量　乾燥粉末0.5〜1.0gを1日3回服用（1日量として1.5〜3.0g）
- 禁　忌　　知られていない
- 注意事項　知られていない
- 相互作用　報告なし
- 安全性　　AHPA安全性ハンドブックによるクラス分類：記載なし

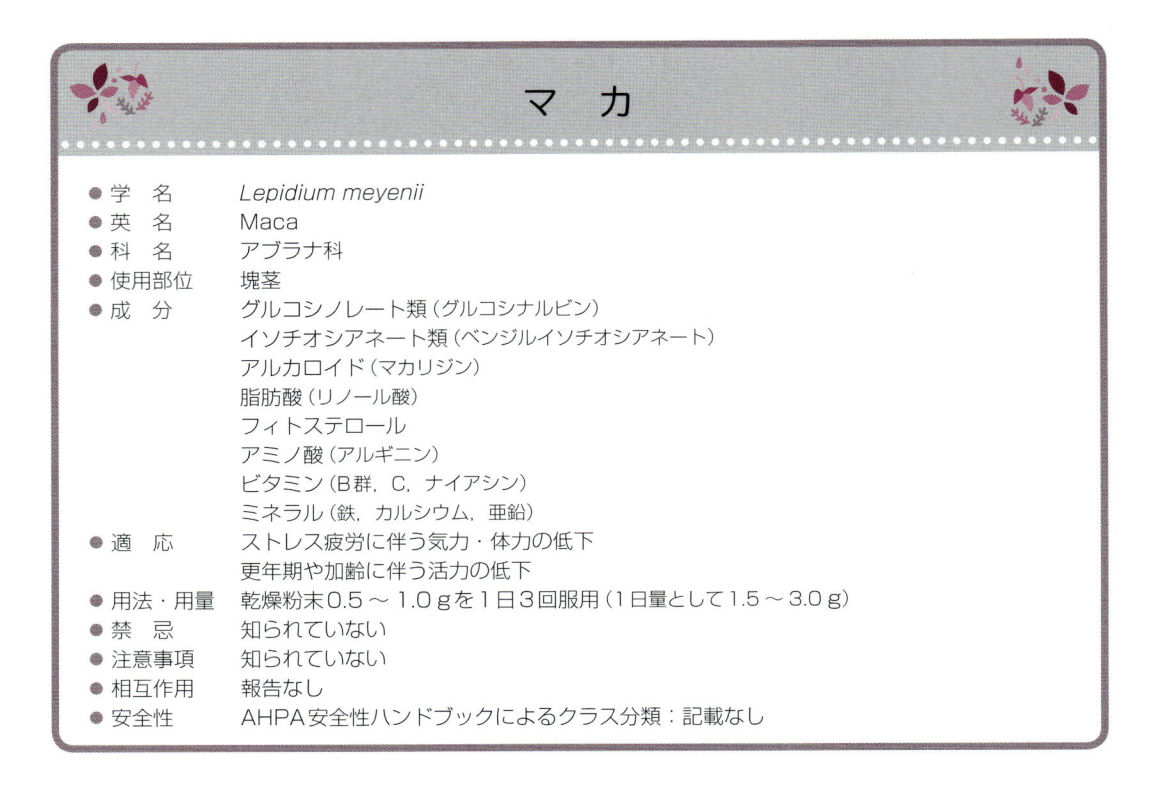

　マカはアンデスの標高4,000m前後の高地に自生または栽培されるアブラナ科のハーブで，インカ帝国の時代からインディオが直径10cmほどの塊茎を食料として，また伝統的な治療薬として用いてきました．マカには三大栄養素に加え，各種のビタミンや鉄，カルシウム，亜鉛などのミネラルを豊富に含み，栄養価の高い強壮食品として「ペルー人参」の名で知られています．これまでの研究で，マカにはアルカロイドやフィトステロール，グルコシノレートなどのフィトケミカル成分が含まれることが明らかになり，男性の性機能障害や女性の生理不順，更年期の易疲労などに用いられています．マカは栄養価が高いうえにNO（一酸化窒素）やポリアミンの前駆体であるアミノ酸のアルギニンや細胞分裂に関与するミネラルの亜鉛を豊富に含み，古くから牛や馬などの家畜の繁殖力を高める目的で家畜に与えられてきた歴史があります．こうしたことから，現在では明確なエビデンスはありませんが，ヒトの妊孕性を高める目的でも活用されています．

マテ

- 学　名　　*Ilex paraguariensis*
- 英　名　　Mate, Paraguay tea
- 科　名　　モチノキ科
- 使用部位　葉部
- 成　分　　メチルキサンチン（カフェイン0.8〜1.9％, テオブロミン, テオフィリン）
  　　　　　クロロゲン酸
  　　　　　フラボノイド（ルチン, クエルセチン）
  　　　　　ビタミン（B群, C）
  　　　　　ミネラル（乾燥葉100g中カリウム1,200mg, カルシウム760mg, マグネシウム586mg）
- 適　応　　精神疲労および身体疲労, 頭痛
  　　　　　軽度のうつ, 減量の補助
- 用法・用量　1〜2gを茶剤として1日3回服用
- 禁　忌　　知られていない
  　　　　　　ただし, 妊娠中のカフェインの服用には注意する
- 注意事項　過量, および長期にわたるマテの服用は控える
- 相互作用　薬物によりカフェインのクリアランスが影響を受ける
- 出　典　　British Herbal Compendium 2006
- 安全性　　AHPA安全性ハンドブックによるクラス分類：クラス2d（過量, あるいは長期の使用は不可）

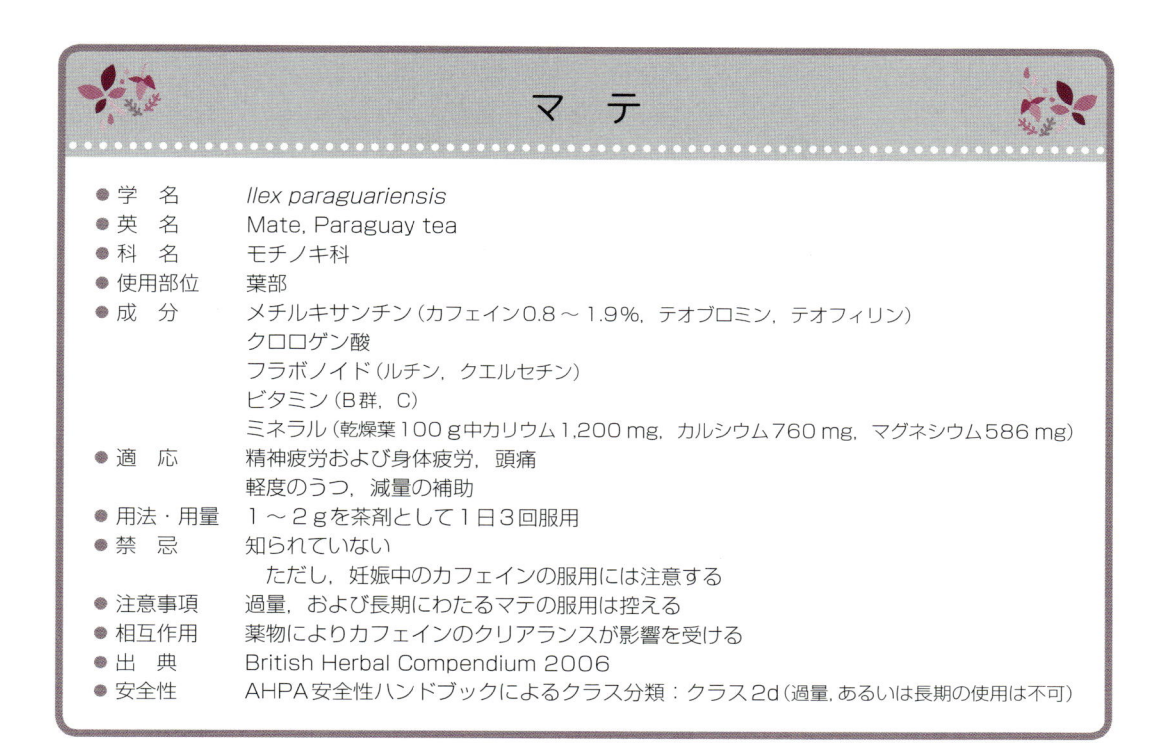

　マテは南米のパラグアイ, ブラジル, アルゼンチンに生育し, 西洋のコーヒー, 東洋の茶（未発酵茶〜完全発酵茶）と並んで世界の三大茶に数えられています. マテには収穫後に加熱してポリフェノールオキシダーゼなどの酵素を失活させた「グリーンマテ」と, さらに加熱した「ローストマテ」の2種類があります. マテはカフェインを0.8〜1.9％含み中枢神経系を賦活することから, ドイツのコミッションEモノグラフでは精神的, および身体的疲労に適応が認められ, またフランスでは虚弱の改善や減量プログラムの一環として使用されています. マテのもう一つの特徴は, 鉄やカルシウム, カリウムなどのミネラルを豊富に含むことで, 肉食の多い現地では「飲むサラダ」と呼ばれています. マテは冷浸剤（常温での水出し）でも容易に抽出できますが, 冷浸ではカフェインの溶出が少ないため, カフェインを控えたい人にも飲用できます. なお, マテの飲用と食道がんとの関連を示す疫学的調査がありますが[1], 現地ではマテ茶を高温で飲用する習慣があり, 熱による粘膜の傷害が関与しているといった指摘もあります.

文 献

1) Goldenberg D: Mate: a risk factor for oral and oropharyngeal cancer. Oral Oncol, 38: 646-649, 2002.

資料　精油とハーブのモノグラフ

マルベリー

- 学　名　　*Morus alba*
- 英　名　　Mulberry
- 和　名　　クワ
- 科　名　　クワ科
- 使用部位　葉部
- 成　分　　デオキシノジリマイシン0.1〜0.2％
　　　　　　γアミノ酪酸
　　　　　　クロロフィル0.6％
　　　　　　フィトステロール（シトステロール）
　　　　　　ミネラル（鉄，カルシウム，亜鉛）
- 適　応　　糖尿病・肥満などの生活習慣病予防
- 用法・用量　2〜3gを茶剤として1日3回服用
- 禁　忌　　知られていない
- 注意事項　食事の5〜10分前（食直前）に服用
- 相互作用　報告なし
- 安全性　　AHPA安全性ハンドブックによるクラス分類：クラス1（適切な使用において安全）

　鎌倉時代に栄西禅師は『喫茶養生記』（1211年）で桑（マルベリー）の葉を取り上げ，飲水病（現在の糖尿病）に桑の飲用を勧めています．先人の知恵には驚かされるばかりですが，マルベリーが食後の血糖値の上昇を抑えるメカニズムが，現在では科学的に明らかになっています．マルベリーに含まれる水溶性成分のDNJ（デオキシノジリマイシン）は，小腸でショ糖などの二糖類が二糖類分解酵素であるα−グルコシダーゼと結合するのを競合的に阻害し，血糖値の上昇を抑制します．また，そのあと大腸に運ばれた糖質は腸内細菌によって資化され，代謝産物である酪酸やプロピオン酸などの短鎖脂肪酸によって腸内のpHが低下し，整腸作用をもたらします．ただし，食後の血糖値の上昇を抑えるには，マルベリーのお茶を食事の5〜10分前（食直前）に服用することが必要です．マルベリーは鉄やカルシウムを煎茶の5倍も含み，クロロフィル（葉緑素）や亜鉛も豊富に含むため，栄養学的にも優れています．砂糖を大量に使うスイーツに，粉末剤（パウダー）にして材料として入れ込むのもよい方法です．

マレイン

- 学　名　　*Verbascum thapsus*
- 英　名　　Mullein
- 和　名　　ビロウドモウズイカ
- 科　名　　ゴマノハグサ科
- 使用部位　花部，葉部
- 成　分　　イリドイド配糖体（アウクビン）
　　　　　　粘液多糖類（アラビノガラクタン，キシログルカン）
　　　　　　サポニン（バーバスコサポニン）
　　　　　　フラボノイド
　　　　　　フィトステロール（β-シトステロール）
- 適　応　　内用：気管支炎，咳，上気道カタル
　　　　　　外用：創傷，痔，粘膜の炎症，咽頭炎，耳の炎症や痛み
- 用法・用量　4～8gを茶剤として1日3回服用
- 禁　忌　　知られていない
- 注意事項　知られていない
- 相互作用　報告なし
- 出　典　　British Herbal Compendium 2006
- 安全性　　AHPA安全性ハンドブックによるクラス分類：クラス1（適切な使用において安全）

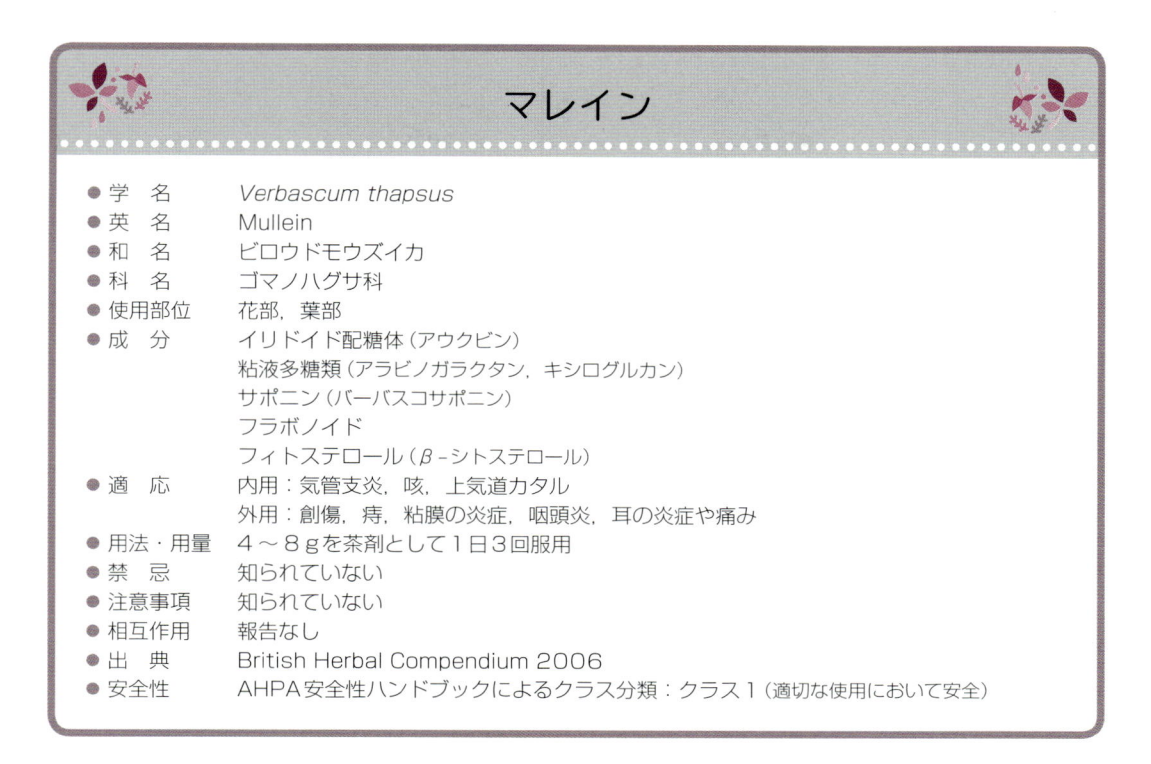

　北米の先住民は，マレインの葉をタバコのように吸引して喘息の治療に役立てていました．19世紀にはアメリカのエクレクティック派（折衷主義）の医師が，同じように呼吸器疾患にこのハーブを用いました．マレインは粘液質とサポニンを含むため，粘液性の鎮咳ハーブとサポニン含有の去痰ハーブの両方の性質を併せもち，亜急性から慢性の気管支炎に用いられます．なお，サポニンの去痰作用のメカニズムは，咽頭粘膜や上部消化管粘膜への刺激が迷走神経を介して反射的に気道の分泌を増加させ，また粘液の排出機能も亢進して効果をもたらすものと考えられます．また，粘稠な痰の排出には水分の補給が必要であり，その意味でも去痰ハーブを茶剤で服用することは効果的です．マレインをオリーブ油などの植物油に漬け込んで製した浸出油は，粘膜の炎症や耳の感染症，耳痛，痔疾などに，点耳，塗布などの方法で用いられます．また，マレインはマウスウォッシュや含嗽剤，トローチ剤などの剤形で，口腔や咽頭の粘膜の炎症に用いられます．

ミルクシスル

- 学　名　　*Silybum marianum*
- 英　名　　Milk thistle
- 和　名　　マリアアザミ，オオアザミ
- 科　名　　キク科
- 使用部位　種子
- 成　分　　フラボノリグナン（シリマリン 1.5～3％）
  　　　　　フラボノイド（クエルセチン，アピゲニン）
  　　　　　固定油 20～30％（リノール酸，オレイン酸）
  　　　　　フィトステロール 0.2～0.6％（β-シトステロール）
- 適　応　　毒物による肝障害
  　　　　　慢性肝炎，肝硬変
- 用法・用量　シリマリンとして1日200～420 mgを2～3回に分けて服用
- 禁　忌　　知られていない
- 注意事項　知られていない
- 相互作用　報告なし
- 出　典　　ESCOPモノグラフ2009
- 安全性　　AHPA安全性ハンドブックによるクラス分類：クラス1（適切な使用において安全）

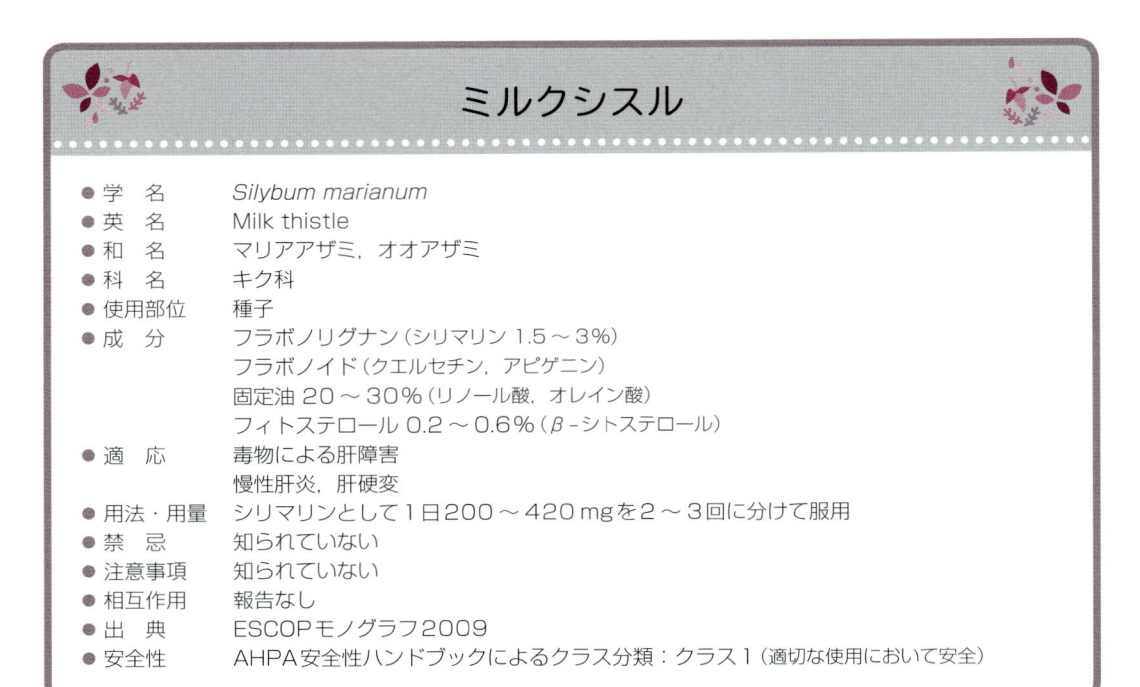

　ミルクシスルに含まれるシリマリンはシリビン（別名 シリビニン），シリクリスチン，シリジアニンの3種のフラボノリグナンの混合物です．ミルクシスルは強力な抗酸化作用をもつとともに肝細胞膜の脂質構造を安定化させます．また，核内のRNAポリメラーゼを活性化し，タンパク合成を促進するとともに抗線維化作用を発揮します．このためミルクシスルは予防と治療のいずれにも用いることができ，アルコール性肝炎や薬物性肝炎，脂肪肝や肝硬変に用いられます．ミルクシスルは，シリマリンを70～80％以上含むように調製された標準化エキスを服用することが多いのですが，コミッションEモノグラフでは薬剤として1日12～15gの服用を規定しています．その場合は種子4～5gを粉砕し，熱湯150 mLを注ぎ，フタをして10～15分間抽出したものを1日3回食前30分に服用します．シリマリンは水に難溶なので種子をあらかじめ水につけておいて徐々に加熱し，短時間煮沸するとよいでしょう．飲みにくい場合は適量のペパーミントとブレンドすると，風味と効能が共に高まります．

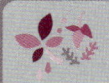

ラズベリーリーフ

- 学　　名　　*Rubus idaeus*
- 英　　名　　Raspberry leaf
- 和　　名　　ヨーロッパキイチゴ
- 科　　名　　バラ科
- 使用部位　　葉部
- 成　　分　　加水分解型タンニン（主にエラジタンニン）
　　　　　　　フラボノイド（ケンフェロール，クエルセチン）
　　　　　　　ビタミンC
　　　　　　　ミネラル（カルシウム，マグネシウム，亜鉛）
- 適　　応　　出産準備，月経痛，下痢
　　　　　　　口内炎，扁桃腺炎（マウスウォッシュ）
　　　　　　　創傷，潰瘍（洗浄剤として外用）
- 用法・用量　3～4gを茶剤として1日2～3回服用
- 禁　　忌　　妊娠初期（出産前8～10週に使用）
- 注意事項　　知られていない
- 相互作用　　報告なし
- 出　　典　　British Herbal Compendium 2006
- 安全性　　　AHPA安全性ハンドブックによるクラス分類：クラス1（適切な使用において安全）

　ラズベリーリーフは加水分解型タンニンであるエラジタンニンやフラボノイド，それにビタミンやミネラルを含み，ヨーロッパでは古くから「安産のお茶」として知られ，ハーバリストや助産師によって用いられてきました．また，月経痛や月経過多，月経前症候群などの婦人科疾患にも用いられます．ラズベリーリーフが出産準備に役立つメカニズムは明らかではありませんが，子宮や骨盤の周囲にある平滑筋の緊張を調整するためと考えられています．ラズベリーリーフのもう一つの使い方はタンニンの収れん作用を活用する方法で，皮膚，粘膜の損傷や下痢に，茶剤やマウスウォッシュ，含嗽剤で用います．この場合はタンニンを十分に溶出させるため，必ず熱湯で抽出します．特に下痢の場合は水分やビタミン，ミネラルの補給にもなるので，ラズベリーリーフの茶剤は有用です．妊娠や出産の時期は，つわりや便秘，不安や抑うつ傾向など，さまざまなマイナートラブルが起きがちですが，ハーブなどを上手に活用して乗り切ることが大切です．

資料 精油とハーブのモノグラフ

リンデン

- 学　名　*Tilia europaea*
- 英　名　Lime tree flower, Linden tree flower
- 和　名　セイヨウボダイジュ，セイヨウシナノキ
- 科　名　シナノキ科（アオイ科）
- 使用部位　花部（苞），葉部
- 成　分　フラボノイド（主にクエルセチン，ケンフェロール，ティリロシド）
　　　　　フェノール酸（クロロゲン酸，カフェ酸）
　　　　　粘液質 約3％〔特に苞に多い（アラビノガラクタン）〕
　　　　　タンニン 約2％
　　　　　精油 0.02～0.1％（フェニルエチルアルコール，リナロール，ファルネソール）
- 適　応　上気道カタル，かぜ，刺激性の咳
　　　　　高血圧
- 用法・用量　2～4gを茶剤として1日3回服用（できるだけ熱いうちに服用）
- 禁　忌　知られていない
- 注意事項　知られていない
- 相互作用　報告なし
- 出　典　British Herbal Compendium 1992
- 安全性　AHPA安全性ハンドブックによるクラス分類：クラス1（適切な使用において安全）

　リンデンはエルダーフラワーと同様に，フラボノイドやフェノール酸を含み発汗作用をもつため，かぜの引き始めなどに非特異的な生体防御機能を向上させる目的で用いられます．リンデンは粘液質を豊富に含むため，咽頭の痛みや空咳を和らげるのにも適しています．また，リンデンはファルネソールを含む精油の甘く快い香りが心を和ませ，フラボノイドの働きと相まって，鎮静・鎮痙作用をもたらします．このため，リンデンはストレスによる心身の緊張やそれに伴う不眠，高血圧にも用いられます．この目的ではオレンジフラワーとリンデンのブレンドがよく知られています．ドイツでは小児科でのかぜの治療に，リンデン4に対してペパーミント1の割合でブレンドしたハーブティーが処方されます．いずれの場合も香りを十分に楽しみながら少量ずつゆっくりと服用します．なお，リンデンは粘液質によるエモリエント（皮膚の柔軟化）効果と，タンニンによるマイルドなアストリンゼン（収れん）効果を併せもつため，皮膚科領域や植物美容の領域で外用で用いられます．

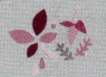

レモンバーム（メリッサ）

- 学　名　*Melissa officinalis*
- 英　名　Melissa
- 和　名　セイヨウヤマハッカ
- 科　名　シソ科
- 使用部位　葉部
- 成　分　精油0.06〜0.375％（モノテルペンアルデヒド，主としてゲラニアール，ネラール，シトロネラール）
  フラボノイド（ルテオリン，クエルセチン，アピゲニン）
  フェニルプロパノイド（カフェ酸，クロロゲン酸）
  トリテルペン化合物（ウルソール酸）
- 適　応　内用：緊張，不安，興奮
  　　　　　消化器系機能障害
  　　　　外用：口唇ヘルペス
- 用法・用量　内用：2〜3gを茶剤として1日2〜3回服用
  　　　　　外用：凍結乾燥した水溶性抽出物を1％含有するクリームを1日2〜4回使用
- 禁　忌　知られていない
- 注意事項　知られていない
- 相互作用　報告なし
- 出　典　ESCOPモノグラフ2003
- 安全性　AHPA安全性ハンドブックによるクラス分類：クラス1（適切な使用において安全）

　レモンバームはその名のとおりレモン様の芳香を放ち，神経系と消化器系の不調に用いられます．前者では興奮や不眠，ショックやパニックに用いられ，後者では神経性胃炎，神経性の食欲不振や消化不良に用いられます．ドイツのコミッションEモノグラフでは，神経性睡眠障害と機能性消化器障害を適応に認めています．また，更年期の自律神経失調症や不定愁訴にも有用です．興奮を呈する認知症患者にチンキ剤を内用で，また精油製剤を外用で用いる研究も行われています．レモンバームは抗菌・抗ウイルス作用にも優れ，口唇ヘルペスに用いる製剤が広く知られています．ところで，レモンバームの精油は互いに異性体の関係にあるゲラニアールとネラール，それにシトロネラールなどから成りますが，精油の含油量が極めて低いため，乾燥の工程で精油の損失をできる限り防ぎ，香りが十分に残っているものを用いることが大切です．なお，カルメル会修道女によって編み出されたとされる有名な「修道女のメリッサ精」は，レモンバームの精油を原料にした酒精剤（スピリッツ）です．

資料　精油とハーブのモノグラフ

ローズ

- 学　名　*Rosa gallica, Rosa centifolia*
- 英　名　Rose
- 和　名　バラ
- 科　名　バラ科
- 使用部位　花部
- 成　分　精油（シトロネロール，ゲラニオール，フェニルエチルアルコール）
  　　　　タンニン
  　　　　アントシアニン
  　　　　植物酸
- 適　応　皮膚・粘膜の軽度の炎症，下痢
  　　　　神経過敏，悲嘆
- 用法・用量　1〜2gを茶剤として1日3回服用
- 禁　忌　知られていない
- 注意事項　知られていない
- 相互作用　報告なし
- 安全性　AHPA安全性ハンドブックによるクラス分類：記載なし

　ドイツのコミッションEモノグラフでは，ローズの花弁はタンニンを含有する収れん性ハーブとして収載され，口腔や咽頭粘膜の軽度の炎症に茶剤や含嗽剤で使用することが承認されています．なお，皮膚・粘膜の炎症や下痢などにタンニンの収れん作用を期待して，内用・外用で用いる場合はタンニンの溶出を促すため，できるだけ高温で抽出します．最近では，ローズの花弁の熱水抽出物に含まれるオイゲニンに，肥満細胞からのヒスタミン放出を抑制する働きが報告されています[1]．一方，ローズの花弁の甘い芳香は古くから人々の心を慰め，悲しみや苦痛から救ってきました．最近のアロマセラピーの研究では，ローズの花弁の精油に抗不安作用があることが行動薬理学的手法で裏付けられました．なお，精油を蒸留する際に生成される芳香蒸留水（ローズウォーター）には，およそ0.02〜0.05％の精油成分（主にフェニルエチルアルコール）が溶け込んでいて，ローズウォーターはマイルドな抗菌作用をもつ弱酸性の収れん性化粧水として使用が可能です．保湿効果を高めるには植物性グリセリンを1〜5％程度加えて，グリセリンローズウォーターとして用います．

文　献
1) 岡田利孝：バラ花びらポリフェノールの抗アレルギー効果．Food Style21, 17: 72-74, 2013.

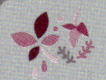

ローズヒップ

- 学　名　　*Rosa canina*
- 英　名　　Dog rose hip
- 科　名　　バラ科
- 使用部位　偽果
- 成　分　　ビタミンC 0.2～2％
　　　　　　リンゴ酸およびクエン酸 3％
　　　　　　ペクチン 11％まで
　　　　　　フラボノイド（クエルセチン配糖体）
　　　　　　カロテノイド 0.025％
- 適　応　　かぜや悪寒時のビタミンCなどの補給
- 用法・用量　成人：2.5gの乾燥偽果を1日2回または，乾燥偽果2～5gを茶剤として1日数回服用
- 禁　忌　　知られていない
- 注意事項　知られていない
- 相互作用　報告なし
- 出　典　　ESCOPモノグラフ2009
- 安全性　　AHPA安全性ハンドブックによるクラス分類：クラス1（適切な使用において安全）

　ローズヒップはビタミンCを豊富に含むため，感染時やストレス環境下でのビタミンCの補給に用いられます．ローズヒップはフラボノイドやクエン酸なども含むため，ビタミンCのバイオアベイラビリティが高まります．また，ペクチンやクエン酸などの果実酸を含むため，緩下作用をもたらします．ローズヒップの茶剤を冷やしたものは発熱時の口渇に有用です．さらに，骨関節炎や関節リウマチにローズヒップを粉砕したものをサプリメントとして服用すると，疼痛や関節のこわばりを緩和するのに役立ちます．さて，一般にビタミンCは熱に弱いので，熱湯抽出すると壊されると考えられています．しかし，ハーブの場合は多様な抗酸化成分と共存しているため，単体のビタミンCのように壊されることはありません．また，ビタミンCが加熱により分解（酸化）しても，酸化型ビタミンC（デヒドロアスコルビン酸）も小腸から吸収されてビタミンCとしての効力を発揮します．なお，ローズヒップを加熱する利点としては，細胞壁の破壊により，ビタミンやフラボノイドなどの溶出が促進されることにあります．

資料　精油とハーブのモノグラフ

ローズマリー

- 学　名　*Rosmarinus officinalis*
- 英　名　Rosemary
- 和　名　マンネンロウ
- 科　名　シソ科
- 使用部位　葉部
- 成　分　精油1〜2.5％（1,8-シネオール，ピネン，カンファー，酢酸ボルニル，ボルネオール，組成はケモタイプやその他の要因により変動する）
  ジテルペンフェノール（カルノシン酸，ロスマノール）
  ヒドロキシケイヒ酸誘導体（ロスマリン酸）
  フラボノイド
  トリテルペン化合物（ウルソール酸）
- 適　応　内用：肝臓および胆嚢の機能改善，消化不良
  外用：関節リウマチや末梢循環不全の補助療法，創傷治癒の促進と弱い防腐
- 用法・用量　内用：（成人）1日2〜4g
  外用：防腐剤として精油2％含有のエタノール製剤
  　　　20：1の割合で製した煎剤1Lを入浴剤として（週2回）
- 禁　忌　ローズマリーおよびローズマリー製剤に対して過敏な者
  （特にローズマリーに含まれているカルノソール）
- 注意事項　次の者はローズマリーの入浴剤の使用を控えるべきである
  大きな傷口がある者，皮膚に広い病変がある者，発熱や急性の炎症，重い循環障害，高血圧の者
- 相互作用　知られていない
- 出　典　ESCOPモノグラフ2003
- 安全性　AHPA安全性ハンドブックによるクラス分類：クラス2b（妊娠中に使用しない）

　ローズマリーは強力な抗酸化作用と陽性変力作用をもち，消化器系や循環器系，神経系の機能を活性化します．消化器系では特に肝臓や胆嚢の働きを高め，循環器系や神経系では機能性低血圧や末梢循環不全，それに脳機能の低下を防ぎます．食が細い人や冷え性，貧血，活力の乏しい人はローズマリーを食材として使用したり，白ワインに漬け込んでローズマリーワインとして服用する方法があります．また，ローズマリーは関節リウマチや弛緩性便秘，肝機能低下などにリニメント剤やマッサージオイル，入浴剤など，さまざまな剤形にして外用で用いられます．ローズマリーの使用においては，適量を守らないと心臓に負担がかかるなどの可能性もあるため，特に高血圧の人などは量を控えめに用いたり，ラベンダーなどの鎮静系のハーブとブレンドして用いるとよいです．入浴で用いる場合は適温とし，入浴後には1時間ほど休憩をとります．なお，ローズマリーの精油は，原料植物の生育条件などにより，成分の構成比率が標準的なものと大きく異なることがあります．これをケモタイプと呼んでいます．

INDEX

一般索引

日本語索引

❀ あ 行

足の浮腫	45
アジュバント	15, 111, 148
アスペルガー症候群	100
アダプトゲン	24, 149
圧搾汁	10, 44
アトピー性皮膚炎	69, 75
アパシー	109, 154
アルツハイマー型認知症	144
アレルギー性鼻炎	66, 69
胃炎	52
胃潰瘍	52
胃の不調	55
医療用大麻	112, 176
インフルエンザ	34
エモリエント効果	184
園芸療法	31
オイルマッサージ	119
嘔吐	125
オリゴメリックプロアントシアニジン	40, 42, 85, 91, 105, 177
温湿布	63
温熱療法	76

花粉症	66, 68
乾いた咳	38
がん化学予防	112
がん患者の植物療法	121
肝機能障害	60
がんサバイバー	115
関節リウマチ	69, 75, 78
含嗽剤	35, 37
がん疼痛	118, 124
官能検査	5
肝薬物代謝酵素	14
緩和ケア	117
記憶障害	110
気管支炎	39
機器分析	5
胸痛	44
ケアギバー	105
ケアラー	105
経皮吸収	9, 14, 64, 90, 130
経皮吸収促進	135
経皮吸収促進作用	120
血管性認知症	144
月経過多	94
月経前症候群	89, 90, 93
月経不順	93
ケモタイプ	188
健康転換	4
倦怠感	26

❀ か 行

かぜ	34, 38

INDEX

抗炎症食 ································· 79
抗凝固作用 ····························· 14
抗酸化ネットワーク ··················· 2
向精神性ハーブ ············ 27, 28, 100
構造活性相関 ························ 129
更年期障害 ························ 95, 97
広汎性発達障害 ···················· 100
抗不安作用 ············ 52, 61, 82, 87, 96,
　　　　　　　　　　131, 133, 136, 137, 186
コミッションEモノグラフ ····· 16, 29, 43, 53

❋ さ 行

最終糖化産物 ························· 46
再発性膀胱炎 ························· 88
子宮内膜症 ····························· 94
刺激療法 ································ 76
脂質異常症 ····························· 44
視床下部・下垂体・副腎皮質系 ····· 22
失禁 ······································ 84
湿布剤 ···································· 8
シナジー効果 ··························· 2
指標成分 ································ 6
自閉症 ································· 100
収れん性ハーブ ···················· 186
酒精剤 ······························· 9, 27
消化器系機能障害 ··················· 55
情動障害 ································ 32
小児発達障害 ······················· 104
静脈還流障害 ························· 45
食生活指針 ····························· 79
植物療法 ·························· 2, 124
　── の安全性 ······················· 11
　── の信頼性 ······················· 16
　── の役割 ·························· 4
　── の歴史 ·························· 3
食薬区分 ······························· 11
シロップ剤 ······················· 10, 40

心血管系機能障害 ··················· 40
心身疲労 ································ 22
森林療法 ································ 31
スキンケア ······················· 71, 74
頭痛 ······································ 26
精神腫瘍学 ··························· 115
精神神経免疫学 ···················· 119
生物学的応答修飾物質 ·············· 2
生物学的利用能 ····················· 15
セロトニン ·············· 23, 29, 30, 172
セロトニン再取り込み阻害作用 ····· 29, 161
セロトニン受容体 ················· 157
セロトニン受容体拮抗作用 ····· 56, 121
相補・代替療法 ················· 3, 16

❋ た 行

耐性菌 ······················ 34, 85, 86, 132
多剤併用 ··························· 27, 61
短鎖脂肪酸 ······················· 47, 70
単独処方 ······························· 12
茶剤 ·································· 7, 52, 100
注意欠如・多動性障害 ··········· 100
腸内細菌 ·················· 47, 55, 57, 97
腸内フローラ ·········· 30, 47, 85, 86, 100
チンキ剤 ························· 7, 100
適応素 ····························· 24, 149
デザイナーフーズ計画 ·········· 112
デトックスプログラム ············· 64
統合医療 ································· 3
糖尿病 ··································· 46
特定保健用食品（トクホ）······· 113
トーヌス ······················ 40, 55, 138
トランス脂肪酸 ··········· 43, 63, 97, 115

❋ な 行

ナチュラルキラー細胞 ·········· 128

軟膏剤 ………………………………… 8
２型糖尿病 …………………………… 50
乳がん ………………………………… 116
入浴剤 ………………………………… 8
尿道炎 ………………………………… 85
尿漏れ ………………………………… 84

✤ は 行

バイオアベイラビリティ ……………… 15
排尿痛 ………………………………… 83
バッチ博士の花療法 ………… 26, 29, 31
パップ剤 ……………………………… 9
パニック障害 ………………………… 32
ハーブティー ………………………… 7
光感受性 ……………………………… 14
光毒性 ………………………………… 143
ビジランス効果 ………………… 25, 128
泌尿器系機能障害 …………………… 80
標準化エキス ……………………… 6, 144
疲労 …………………………………… 26
ピロリ菌 ……………………………… 54
品質管理 ……………………………… 5
頻尿 …………………………………… 83
不安 …………………………………… 124
不穏 …………………………………… 124
不定愁訴 ……………………………… 97
不眠 ……………………………… 27, 31
フラボノイド含有ハーブ …………… 150
フローラディクス® …………………… 94
ペインコントロール ………………… 117
ベビーティー ………………………… 173
変性性認知症 ………………………… 144
ベンゾジアゼピン受容体 ………… 27, 52
膀胱炎 ………………………………… 85
芳香蒸留水 …… 10, 37, 71, 87, 97, 102, 108, 120

ポリファーマシー ……………… 27, 61
ポリフェノール ……………………… 113
本態性高血圧 ………………………… 44

✤ ま 行

マッサージオイル …………………… 9
慢性炎症 ………………… 22, 46, 48, 50, 66
慢性便秘 ……………………………… 59
メディカルハーブ安全性ハンドブック ……… 11, 17
免疫補助薬 ………………… 15, 111, 148
モノグラフ …………………………… 16
モノセラピー ………………………… 12

✤ や 行

薬物性肝炎 …………………………… 64
薬物相互作用 ………………… 12, 50, 120, 122
薬物代謝酵素 ………………………… 161
陽性変力作用 ………………… 41, 157, 188
抑うつ ……………………………… 27, 31

✤ ら 行

リニメント剤 ………………………… 9, 37
リモナーデ剤 ………………………… 10, 36
レスキューレメディ ………………… 33, 98
レスベラトロール …………………… 42, 140
レメディ ……………………………… 26, 102
　――, レスキュー ………………… 33, 98
　――（緩和ケア）………………… 122
　――（更年期）…………………… 96
　――（精神科領域）……………… 29
老人退行性疾患 ……………………… 4
老年症候群 …………………………… 105

INDEX

外国語索引

α-グルコシダーゼ ……………………………… 180
AD/HD (attention-deficit/hyperactivity
　disorder) ………………………………… 100
AGE (advanced glycation end products) …… 46
BRM (biological response modifiers) ………… 3
CAM (complementary and alternative
　medicine) …………………………………… 3, 16
cancer chemoprevention ……………………… 112
ESCOPモノグラフ ……………………………… 16
FSC認証 …………………………………………… 6

HPA系 (hypothalamic-pituitary-adrenal axis)
　………………………………………………… 22
integrative medicine ……………………………… 3
NK細胞 …………………………………… 34, 128
OPC ……………………… 40, 42, 85, 91, 105, 177
PMS (premenstrual syndrome) ……………… 89
PNI (psychoneuroimmunology) …………… 119
palliative care ………………………………… 117
phytotherapy …………………………………… 2
psycho-oncology ……………………………… 115

ハーブ索引

🌱 あ行

赤ブドウ葉 ……………42, 45, 62, 90, 91, 94, 106, 140
アーティチョーク ………………42, 44, 56, 57, 60, 61, 101, 106, 141
アニス ………………………………………35, 101
アルテア ………………35, 39, 53, 101, 106, 142
アンジェリカ ……………28, 32, 106, 107, 109, 143
イチョウ葉 ………………………29, 48, 106, 107, 144
イブニングプリムローズ ………………………145
イブニングプリムローズ油（月見草油）
　　………………………………48, 72, 75, 76, 91
インカインチ油 …………………………72, 76, 91
ウィッチヘーゼル ………………………………91, 146
ウコン …………………………………………62, 106
ウスベニアオイ ………………………35, 101, 106, 147
ウワウルシ ……………………………………………86
エキナセア ……………………36, 38, 66, 86, 148
エゾウコギ ………24, 36, 83, 96, 106, 107, 109, 149
エルダーフラワー …………………35, 66, 68, 101, 150
オレンジピール（果皮） ………………………………57
オレンジフラワー ……………………………28, 41

🌱 か行

カシス ……………………………………………………22
カチャマイ茶 ………………………………………72, 75
カレンデュラ ………………………………………107, 151
キャッツクロー ………………………………………76
クミスクチン ……………………41, 62, 81, 83, 106, 152
クランベリー ……………………………………85, 88, 153
黒ブドウ葉　→赤ブドウ葉

🌱 さ行

サフラン ………………………29, 90, 95, 98, 106, 154
シナモン ……………………………………………48
ジャーマンカモミール ……………………23, 28, 35, 39, 41, 52, 53, 55, 57, 58, 72, 82, 86, 90, 93, 100, 102, 104, 105, 155
白樺 ………………………………62, 66, 69, 72, 75, 156
ジンジャー ………………………………………56, 157
スギナ ………41, 76, 81, 84, 91, 95, 96, 106, 107, 158
セージ ………………………………35, 82, 84, 95, 159
セントジョンズワート ……………28, 31, 48, 58, 82, 90, 95, 100, 101, 102, 107, 160
ソウパルメット ……………………………81, 84, 106, 162

🌱 た行

大豆油 ……………………………………………………62
タイム ……………………35, 39, 56, 57, 101, 106, 163
ダンディライオン ………24, 26, 47, 50, 56, 57, 62, 65, 66, 71, 72, 75, 86, 91, 100, 101, 106, 107, 164
チェストベリー ………………………90, 91, 92, 94, 165
デビルズクロウ ………………………………………76, 166

🌱 な行

ナスタチウム ……………………………………………86
ニガウリ ……………………………………………48
ネトル ……62, 66, 70, 72, 75, 76, 81, 91, 96, 107, 167

🌱 は行

ハイビスカス ………………22, 23, 36, 41, 45, 57, 168

INDEX

パッションフラワー ················ 23, 28, 53, 58, 82,
　　　　　　　　　86, 90, 93, 100, 102, 107, 169
バレリアン ································ 28, 41, 107, 170
パンプキンシード ··· 81
ヒース ··· 86
ビート ··· 62
ビルベリー ······························· 22, 48, 107, 171
フィーバーフュー ································ 23, 172
フェンネル ······················· 35, 57, 100, 101, 173
ブラックコホシュ ································ 95, 174
ペパーミント ···················· 23, 32, 35, 44, 45, 53,
　　　　　　　55, 56, 57, 60, 61, 66, 68, 72, 100, 101, 175
ベルベーヌ ·· 28, 95
ヘンプ ··· 176
ヘンプ油（麻の実油） ············· 72, 76, 91, 116
ホースラディッシュ ··································· 86
ホーソン ····················· 23, 28, 41, 44, 95, 105, 177

🌱 ま行

マイタケエキス製剤 ················ 91, 92, 112, 116
マカ ····································· 92, 96, 107, 178
マシュマロウ　→アルテア

マテ ·· 23, 35, 41, 107, 179
マルベリー ································ 47, 91, 180
マレイン ································ 35, 101, 106, 181
ミルクシスル ······························· 61, 65, 182
メリッサ ··· 185

🌱 ら行

ラズベリーリーフ ······················· 57, 90, 183
ラベンダー ··· 33
緑茶 ··· 72
リンデン ············· 23, 28, 35, 41, 44, 90, 101, 107, 184
レモングラス ··· 54
レモンバーム ··· 185
ローズ ······················ 28, 57, 82, 84, 91, 94, 95, 186
ローズヒップ
　　··········· 22, 36, 38, 45, 57, 66, 72, 76, 96, 107, 187
ローズマリー ······················ 41, 106, 107, 188

🌱 わ行

和薄荷 ·· 23, 35

精油索引

あ行

青森ヒバ …………………………………… 63, 67
イランイラン ……………………………………… 30
沖縄月桃 …………………………… 29, 31, 87, 96
オレンジ ………………… 30, 33, 42, 49, 54, 58,
　　　　　　60, 68, 93, 102, 103, 104, 110, 116

か行

カレンデュラ油 …………………………… 43, 73
木曽ヒノキ …………… 42, 54, 63, 67, 108, 128
クラリセージ …………………… 82, 92, 96, 129
グレープフルーツ ……………… 30, 49, 63, 110
クロモジ ………………………………… 25, 124
クロモジウォーター ………… 37, 87, 97, 121
高知ユズ ………………… 24, 29, 30, 32, 42, 54,
　　　　　　58, 68, 73, 82, 87, 88, 92, 103, 108, 130

さ行

埼玉クロモジ …………………………… 96, 98
サイプレス …………………………… 43, 63, 108
ジャスミン ……………………………………… 30
ジンジャー …………………………………… 102
ゼラニウム …………… 24, 26, 77, 82, 92, 96, 131
セントジョンズワート油 ………… 25, 77, 82, 96

た行

筑後樟脳 ………………… 24, 30, 37, 42, 43, 77, 108
ティートリー …………………… 37, 73, 87, 132

な行

ネロリ …………………………………… 29, 96, 133

は行

ブラックペッパー ……………………………… 49
フランキセンス ……………………………… 102
ペパーミント ………………… 24, 25, 27, 30, 36,
　　　　　　58, 63, 67, 102, 124, 125, 134
ペパーミントウォーター ………… 97, 98, 121
ベルガモット ………… 30, 54, 58, 82, 84, 87, 103
ベンゾイン (安息香) ……………… 36, 39, 103
ヘンプ油 (麻の実油) …………………………… 74
北海道モミ …… 25, 32, 37, 42, 43, 45, 54, 63, 77, 103
北海道和薄荷 ……………………………… 45, 58

ま行

マカデミアナッツ油 …………………………… 74
　── (キャリアオイル) ……………………… 49
マージョラム …………………………… 25, 37
マンダリン ……………………………… 102, 103

や行

ユーカリ ………… 36, 39, 63, 67, 68, 102, 103, 135

ら行

ラベンダー ………………… 24, 25, 27, 29, 30, 33, 37,
　　　　　　39, 42, 43, 49, 58, 63, 73, 77, 78, 82, 87,
　　　　　　92, 93, 97, 102, 103, 104, 108, 110, 136
レモン …………………………………… 30, 110

INDEX

ローズ ……………………………… 30, 96, 137
ローズウォーター … 24, 27, 71, 74, 97, 102, 108, 121
ローズマリー ……………………… 24, 30, 37, 42, 43,
　　　　　　　　　　58, 63, 77, 78, 108, 109, 110, 138
ローマンカモミール ………… 24, 29, 30, 39, 42, 58,
　　　　　　　　　59, 73, 92, 96, 103, 108, 110, 124, 139

わ行

和薄荷 ……………………………………… 24, 30, 67

臨床で活かせる アロマ＆ハーブ療法　　©2015

定価（本体2,200円+税）

2015年6月15日　1版1刷

監修者　今西二郎（いまにしじろう）
著　者　林真一郎（はやししんいちろう）
発行者　株式会社　南山堂
　　　　代表者　鈴木　肇

〒113-0034　東京都文京区湯島4丁目1-11
TEL 編集(03)5689-7850・営業(03)5689-7855
振替口座　00110-5-6338
ISBN 978-4-525-70411-7　　Printed in Japan

本書を無断で複写複製することは，著作者および出版社の権利の侵害となります．
JCOPY ＜(社)出版者著作権管理機構 委託出版物＞
本書の無断複写は著作権法上での例外を除き禁じられています．複写される場合は，そのつど事前に，(社)出版者著作権管理機構（電話 03-3513-6969, FAX 03-3513-6979, e-mail: info@jcopy.or.jp）の許諾を得てください．

スキャン，デジタルデータ化などの複製行為を無断で行うことは，著作権法上での限られた例外（私的使用のための複製など）を除き禁じられています．業務目的での複製行為は使用範囲が内部的であっても違法となり，また私的使用のためであっても代行業者等の第三者に依頼して複製行為を行うことは違法となります．